AF404102

LA MÉTALLOTHÉRAPIE

DEVANT

LE LYON MÉDICAL
LE BULLETIN DE THÉRAPEUTIQUE

ET LA MÉDECINE OFFICIELLE

Pendant trente années.

REVENDICATIONS ET NÉGATIONS

AVANT-PROJET
D'UNE INSTITUTION SCIENTIFIQUE LIBRE

BASÉE SUR LE SUFFRAGE DE TOUS LES INTÉRESSÉS

PAR

LE Dr V. BURQ

PARIS

A. DELAHAYE ET E. LECROSNIER, ÉDITEURS

Place de l'École-de-Médecine.

1881

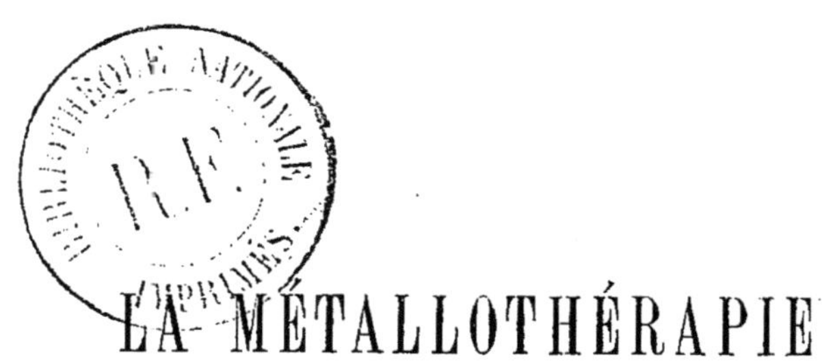

LA MÉTALLOTHÉRAPIE

DEVANT

LE LYON MÉDICAL, LE BULLETIN DE THÉRAPEUTIQUE

ET LA MÉDECINE OFFICIELLE

PENDANT TRENTE ANNÉES

LA

MÉTALLOTHÉRAPIE

DEVANT

LE LYON MÉDICAL

LE BULLETIN DE THÉRAPEUTIQUE

ET LA MÉDECINE OFFICIELLE

Pendant trente années.

REVENDICATIONS ET NÉGATIONS

AVANT-PROJET

D'UNE INSTITUTION SCIENTIFIQUE LIBRE

BASÉE SUR LE SUFFRAGE DE TOUS LES INTÉRESSÉS

PAR

Le Dʳ V. BURQ

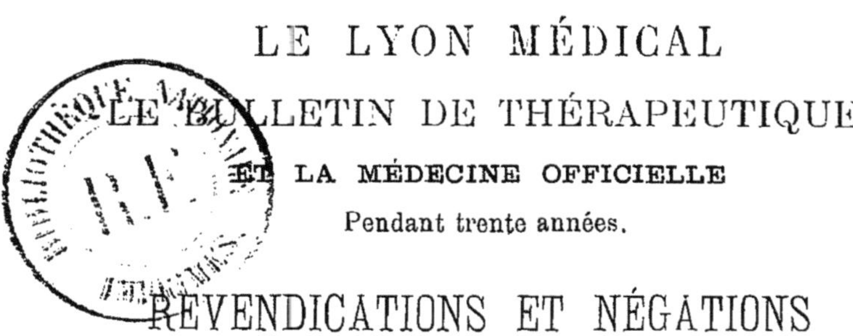

PARIS

A. DELAHAYE ET E. LECROSNIER, ÉDITEURS

Place de l'École-de-Médecine.

1881

LA MÉTALLOTHÉRAPIE DEPUIS 1850

RÉPONSE A MM. DESPINE ET J. MONARD

**Au sujet de la prétendue découverte de la Métallothérapie
faite par A. Despine dès 1820,**

Par le Docteur V. BURQ

Le *Lyon Médical* a publié sous ce titre : *La métallothérapie en* 1820, un mémoire de M. J. Monard, où sommation
m'est faite, en bonne et due forme, d'avoir à reconnaître :
« *que, dès* 1820, A. *Despine* (oncle) *avait posé les premières
bases de la métallothérapie ; que la découverte de l'idée-
mère lui appartient et que le burquisme n'est que sa doctrine régénérée et perfectionnée* ».

Antérieurement, le 30 juin 1877, M. F. Despine (neveu)
avait ouvert la voie à cet honorable confrère dans une lettre
dont il sera parlé à sa place.

A mon grand regret, diverses circonstances ne m'ont point
permis de répondre plus tôt à M. Monard, mais les lecteurs
du *Lyon Médical* ne perdront rien à ce retard.

Quelques réflexions préliminaires ne seront point ici hors
de propos.

Lorsqu'une découverte aussi inattendue, aussi improbable
même, j'en conviens, que celle de la métallothérapie est arri-
vée, par une sorte de miracle, « *à forcer les portes de l'Académie* », comme le dit M. le docteur Monard dans son travail.
Lorsqu'elle est parvenue jusqu'à s'imposer à des hommes
qui avaient écrit sur cette thérapie nouvelle des articles
comme ceux du *Nouveau* Nysten, ou bien qui, lassés de

voir que l'auteur, lui, ne se fatiguait point d'encombrer les cartons de nos premières Sociétés savantes, furent un jour jusqu'à proposer au bureau de l'une d'elles de le traiter à l'égal des chercheurs du mouvement perpétuel ou de la quadrature du cercle, c'est-à-dire de rayer notre nom de la correspondance. Lorsque, chose rarissime, un inventeur a pu, de son vivant, se faire faire place, après une lutte de plus de trente années dans laquelle, ainsi que nous le disions naguère à la tribune même de l'Académie, il montra toujours vis-à-vis de tous, si haut placés fussent-ils, que si les compromissions sont indignes de la majesté de la science, elles sont parfaitement inutiles pour qui ne demanda jamais rien à personne qu'un peu de justice ; et quand enfin cet inventeur a chèrement acquis le droit de prétendre à recueillir quelques fruits tardifs de l'œuvre à laquelle il avait voué sa vie, sa tâche est loin d'être finie. S'il lui est resté quelque activité, il devra, en effet, l'user encore à défendre cette œuvre contre les attaques et les compétitions les plus diverses, en voici de nouvelles et flagrantes preuves.

Les résultats de la deuxième campagne que la métallothérapie vint faire à la Salpêtrière, au cours des années 1876, 77 et 78, — la première date, elle, de 1849 et eut lieu dans le même service, sous Lélut, — étaient à peine acquis, que déjà d'aucuns, dont plus d'un guidé par d'autres intérêts que ceux de la science seule, soutenaient qu'il n'y avait dans les effets produits par les métaux que des actions électriques et, qu'en somme, la métallothérapie n'était tout au plus qu'une extension de l'électrothérapie. De là cette phrase typique d'un savant confrère parlant à notre propre personne : « Eh bien, soit ! les faits que vous aviez annoncés sont réels, mais dans tout cela il n'y a que de l'électricité, et *c'est mon interne qui l'a découvert* (sic). »

Mais alors, puisqu'on a reconnu également après nous-même, ainsi que nous le rappelions déjà dans la *France médicale* du 22 novembre 1859, que les applications du froid pouvaient, comme les courants électriques, produire les mêmes effets que les applications de métaux, ramener la

sensibilité générale et spéciale, relever les forces, etc., etc.,
pourquoi ne pas avoir fait dériver aussi la métallothérapie
de l'hydrothérapie, par exemple ?

Nous avons laissé faire et dire ici les interprétateurs, et
nous nous en sommes fié au temps pour faire porter tous
ses fruits à ce fait capital, suivant nous, savoir :

Qu'un métal, un sou de cuivre, si l'on veut, dont l'application sur la peau détermine au galvanomètre de Dubois Reymond un courant de 30°, ne peut faire ce que
fait un louis d'or, qui ne produit, lui, sur l'aiguille qu'une
déviation de 8°.

Notre attente n'a point été vaine. Aujourd'hui il n'est
presque plus question d'électricité ni de polarisation. En
fait d'explications on en est maintenant à la théorie des
vibrations : sera-ce bien la dernière ?

Après les interprétations scientifiques sont venues les interprétations fantaisistes. Les confrères d'outre-Manche, dont
nous connaissions bien la dose de scepticisme, pour avoir très-
inutilement tenté en personne, à deux reprises différentes,
la première fois en 1851, et la deuxième en 1862, d'être
plus heureux chez eux que chez nous, ne pouvant non plus
continuer à nier les faits et à les taxer de *quakeries*, se sont
rejetés du côté de l'imagination. Quelques-uns, en petit nombre il est vrai, heureusement pour les autres, ont dit et sou-
tenu que tous ces phénomènes subjectifs et objectifs si inat-
tendus propres à la métalloscopie, qui se produisent toujours invariablement dans le même ordre, ou peu s'en faut,
quelle que soit la provenance des malades, et qui sont si nombreux et si variés qu'il faut en avoir fait une étude spéciale
pour bien les retenir, tous ces effets remarquables gagnant
de proche en proche, de caloricité, de circulation, etc., etc.,
tout cela relevait de ce que l'un d'eux, Carpenter, avait
appelé « *Expectant attention !!* » M. le docteur Jennings,
dans la thèse qu'a rappelée M. J. Monard, s'est particulièrement distingué dans cette voie... disons le mot, de l'absurde,
il n'est que juste de le reconnaître. Passons.

La métallothérapie, ayant eu le tort de faire parler d'elle

plus peut-être qu'il ne convenait à certains intérêts, devait s'attendre à subir un peu, à son tour, le sort de ce philosophe grec dont la sagesse avait fini par assourdir les oreilles des Athéniens. Aussi a-t-on vu dans ces derniers temps surgir à son encontre le procédé que nous appellerions volontiers de la *Noyade*, et qui dans le cas présent pourrait se traduire en la formule magistrale qui suit :

Pr. Aimant.....................
  Electricité statique............
  Magnétisme animal..........
  Courants électriques......... le plus possible   ââ
   — thermiques.........
  Vibrations lumineuses.........
   — sonores...........
  Eau distillée en inj. sous-cutan.   Q. s.

Brassez et délayez bien le tout ensemble ; trempez dans le magma la métallothérapie jusqu'à disparition complète ; saupoudrez d'un peu de Xyloscopie et de cette mithridate nouvelle servez une bonne dose aux curieux en quête de Burquisme, « *chef-d'œuvre d'observation empirique* », disait M. le professeur Charcot au bon moment.

A l'heure où paraîtront ces lignes dans le *Lyon Médical*, nous aurons fait probablement, ou nous serons bien près de faire une lecture à la tribune de l'Académie de médecine, qui a pour titre : COUP D'ŒIL RÉTROSPECTIF SUR LA MÉTALLOTHÉRAPIE à l'effet de *démontrer que tous les faits identiques à ceux obtenus par les applications métalliques, dont on a parlé dans ces derniers temps, et ceux qui demain pourront encore y être ajoutés, nous les avions presque tous signalés ou prévus et en avions déterminé les lois.*

Par cette lecture nous nous proposons de faire une démonstration topique de ces deux choses, savoir :

1º Que déjà en 1851, dans notre thèse inaugurale sur l'*Anesthésie* et l'*Amyosthénie* dans les maladies nerveuses en général, et dans l'hystérie en *particulier*, nous avions posé les lois auxquelles doivent toujours obéir l'électricité, puisée à n'importe quelles sources, les aimants, la balnéothérapie, l'hydrothérapie en tête, la gymnastique, le magnétisme, etc., tout aussi bien que les métaux, *intus* comme *extra*.

2° Que dès avant l'année 1853, pour obéir à un besoin de notre esprit, autant que pour nous créer d'autres ressources, dans les cas trop fréquents, hélas ! où la métallothérapie *externe*, la seule dont nous avions fait usage jusqu'alors, était impuissante ou bien insuffisante, nous avions expérimenté tous les agents dits aujourd'hui *œsthésiogènes,* alors connus, et signalé leur véritable mode d'action.

Après avoir dit, en effet, dans notre premier *Traité* sur la Métallothérapie, paru en 1853 chez G. Baillière, page 31 : « L'expérience vient se mettre d'accord avec le raisonnement pour démontrer que de tous les moyens de traitement les plus réellement efficaces, ce sont précisément tous ceux qui, agissant à la façon de nos armatures, sont le mieux propres à ramener la sensibilité et la motilité à l'état normal, » nous terminions par ces mots : « Il n'est point jus qu'aux vésicatoires, au cathétérisme du tympan et au magnétisme animal, tel que nous l'avons vu, en 1851, pratiquer scientifiquement à Londres, à l'infirmerie mesmérique de Bedford-Square, sous la direction du célèbre J. Elliotson, et que nous l'avons employé nous-même un grand nombre de fois, tant en ville que dans les hôpitaux, dont nous n'ayons pu suivre toujours les effets avec l'aiguille et le dynamomètre. » N'était-ce point dire aussi que tous les divers agents ou moyens qui étaient encore à découvrir ne sauraient non plus échapper aux lois que nous dirons dans un moment. Sur ce dernier point, c'est la Xyloscopie qui vient aujourd'hui nous donner raison. Demain, ce sera très-probablement au tour de l'Anthomoscopie, de la Phylloscopie, de la Lithoscopie, etc., lorsque la génération qui nous suit, s'inspirant de l'idée nouvelle, se sera attachée à la solution de ce grand problème : « *Une idiosyncrasie métallique étant donnée, dire dans les trois règnes, minéral, végétal et animal, quels sont les divers agents qui y correspondent.* »

A cette question, ainsi formulée, il y a plus de vingt ans, nous faisions, nous, une première réponse, dès 1851, lorsque nous disions dans notre thèse « qu'à la sensibilité cuivre répond toujours la sensibilité magnétique ». (P. 60.)

La Xyloscopie ne tardera point, nous l'espérons bien, à en faire une deuxième, en venant nous apprendre qu'à telle sensibilité métallique correspond telle sensibilité ligneuse. Aussi lui souhaitons-nous tout particulièrement la bienvenue.

Donc, si nous avons eu lieu plus d'une fois de regretter que les expérimentateurs perdissent trop de vue la métallothérapie interne, qui diffère par tant de côtés de la métallothérapie externe ou de la métalloscopie, qui seules ont servi de terme de comparaison; si, pour tout dire, nous en avons vu certains parler et agir de telle façon que des ouvrages sur la matière, publiés à l'étranger, nous sont revenus sans mentionner même notre nom, il faut que ceux que le Burquisme n'est point encore parvenu à rallier sachent bien que, très-loin de nous en émouvoir, nous nous sommes réjoui plus que personne des expériences confirmatives en tous points qui ont été faites par MM. Charcot, Vulpian, Dumont-pallier, Dujardin-Beaumetz, Régnard, Proust, Debove, Landouzy, Abbadie, Fieuzal, Thermes, Vigouroux, etc., dans la voie qu'avait ouverte la métallothérapie, ce ne sera point là son moindre honneur.

Avant de passer outre, faisons observer toutefois que si la comparaison de la métalloscopie, ou même de la métallothérapie externe, avec les agents *œsthésiogènes*, autres que les métaux est des plus légitimes, après avoir démontré que leurs effets peuvent avoir même durée que ceux des applications métalliques, faites symétriquement pendant plusieurs heures de suite, restera la question de savoir si des appareils aussi encombrants ou gênants que coûteux, tels que les machines électriques et des aimants du poids de plusieurs kilogrammes, ont droit, au point de vue pratique, à être mis en parallèle avec les applications métalliques. Celles-ci peuvent, en effet, se faire partout et par tous presque sans frais, et même pour rien, alors qu'il s'agit d'appliquer l'or et l'argent, — des pièces de monnaie bien décapées et fixées ensuite sur un ruban ou une lanière quelconque, à l'aide d'un fil en croix, peuvent parfaitement suffire, — et l'on peut les oublier, tant elles sont peu gênantes, lorsque pour les métaux vulgaires , *acier, cuivre, zinc* et *étain,* on se sert de nos nouvelles armatures que vendent aujourd'hui les fabricants d'instruments de chirurgie , au prix relativement infime de cinq francs la boîte de cinquante plaques.

Quant à la métallothérapie interne, elle ne saurait, elle, ce nous semble, se prêter à la même comparaison, à moins de prétendre qu'avec l'électricité statique, ou avec les aimants, l'on peut, dans les maladies diverses qui sont tributaires des métaux, se passer de toute thérapeutique, voire même des martiaux dans la chlorose, ce qui reviendrait à dire, ou peu s'en faut, que le GRAND-ŒUVRE n'est plus à découvrir, et que bien coupables furent tous ceux qui, après avoir eu entre leurs mains les appareils divers que la métallothérapie a fait ressusciter, finirent par les abandonner.

Voici maintenant le burquisme entré dans la période des revendications, période de bon augure, toute réclamation de priorité ne portant généralement que sur des choses incontestées, mais aussi période qui ne fut point toujours marquée au bon coin, tous les revendicateurs n'obéissant pas qu'à un sentiment d'équité, et montrant trop de fois que, si deux lignes d'un homme suffisent pour donner matière à le faire pendre, comme disait certain grand politique, il n'en faut pas plus d'une demi-douzaine, empruntées à un texte quelconque, pour contester à un auteur le mérite d'une découverte. Nous n'avons pas besoin d'ajouter que nous ne parlons ici que d'une façon générale, et que les deux honorables confrères dont nous allons parler sont, dans notre pensée, l'un et l'autre hors de cause.

C'est d'abord M. P. Despine qui, en 1877, ouvre le feu dans la *Gazette médicale,* mais presque timidement, ou, du moins, avec grande réserve, ainsi qu'on le verra quand, plus loin, nous parlerons de cette première revendication.

Aujourd'hui voici venir à la rescousse M. J. Monard, avec

un drapeau sur lequel le vénérable M. Guilland père a inscrit : « Je suis, cher confrère, d'autant plus heureux de vous voir préoccupé de la justice à rendre aux travaux de Despine père en métallothérapie, que cette question, redevenue actuelle, m'a frappé aussi cet hiver. Je vous encourage vivement à pousser cette revendication ; cela vous honorera comme médecin et comme compatriote. »

Encouragé par ces paroles, et s'autorisant de notre silence, notre confrère se jette à corps perdu dans la campagne ébauchée par M. P. Despine.

Avant de dire en quels termes et à l'aide de quels arguments M. J. Monard prétend démontrer « *que le Burquisme n'est que la doctrine de A. Despine régénérée et perfectionnée* », il nous paraît indispensable de dire ce qu'est la métallothérapie un peu plus complètement que notre honorable confrère ne l'a fait dans les quelques lignes, — 19 en tout, — qu'il a consacrées aux IDÉES DE M. BURQ.

Le BURQUISME comprend :

1° La *métalloscopie ;*

2° La *métallothérapie externe ;*

3° La *métallothérapie interne ;*

4° Une doctrine et des lois, qui ne sont point la partie la moins importante de l'œuvre, nous allons le démontrer.

En 1871, nous écrivions à Vichy une brochure, aujourd'hui épuisée comme toutes nos publications antérieures, intitulée : TRAITEMENT DE LA CHLORO-ANÉMIE ET DU DIABÈTE PAR LES MÉTAUX et les EAUX MINÉRALES QUI EN CONTIENNENT, dont nous extrayons la page suivante.

« A l'époque où une école toute-puissante, dédaignant en médecine doctrines, théories et théoriciens pour ne s'occuper que des faits, encombrait la science d'observations aux détails sans fin, comme sans but ni lien, qui dorment aujourd'hui dans la poussière de ses archives.

« A l'époque où les affections du système nerveux étaient toujours comme lettre close pour l'universalité des médecins, et où, malgré les succès déjà incontestables de l'hydrothérapie, d'une part, et de la gymnastique, de l'autre, ou de son équivalent, les travaux champêtres, jusque dans l'aliénation mentale, personne ne semblait encore se douter du rôle véritable de l'affaiblissement de ces deux grandes fonctions, SENSIBILITÉ et MOTILITÉ, qui caractérise la plupart de ces affections.

« A l'époque enfin où le traitement des névroses, pour qui voulait bien y croire, était voué à tous les errements de l'empirisme le plus aveugle, et où les métaux n'y étaient plus guère représentés que par le fer, réputé presque à l'égal d'un spécifique contre tous les désordres qui, sous le nom de chlorose, de chloro-anémie et de pâles couleurs, forment le fond de la pathologie féminine, l'auteur de la métallothérapie commençait ses recherches, il y aura de cela tantôt un quart de siècle.

« Armé d'une longue aiguille, d'un dynamomètre à main, — que le *premier* nous avons introduit dans la pratique médicale, il n'est point inutile de le rappeler, — il scrutait et mesurait avec soin, dans les maladies nerveuses, toutes les variations en moins ou en plus de la sensibilité et de la motilité, et essayait sur elles de l'action locale du cuivre d'abord, du fer et de l'acier ensuite, puis de différents autres métaux.

« Entré bientôt en possession, par l'application tantôt d'un métal, tantôt d'un autre, d'un moyen d'agir, à volonté, soit sur l'*anesthésie* et sur l'*amyosthénie*, soit sur les phénomènes contraires, — névralgies, ou spasmes et convulsions de toutes sortes, — il étudiait l'influence réciproque de ces variations ; il suivait pas à pas toutes les modifications imprimées à la calorification, à la circulation et à la nutrition par le rétablissement momentané ou définitif de la sensibilité et des forces musculaires ; il notait avec soin toutes les phases de la disparition et de la réapparition des diverses manifestations chlorotiques ; il cherchait les analogies qui pouvaient exister entre l'action intérieure des métaux et leur action extérieure, et des signes significatifs pour permettre de conclure de la dernière à la première et réciproquement, ou d'affirmer l'une par l'autre ; il comparait, nous l'ajoutons aujourd'hui, l'action des divers agents ou moyens les plus connus dans le traitement des névroses avec celle des métaux ; et, au bout d'une expérimentation de quatre années, qui avait eu successivement pour théâtre l'hôpital Cochin, la Salpêtrière, le Val-de-Grâce, l'Hôtel-Dieu, l'hôpital Necker et la maison Dubois ; pour juges ou témoins, des hommes comme Nonat, Michel Lévy, Rostan, Tardieu, Louis, Horteloup et Duméril (pères), G. Monod, etc. ; Trousseau et Robert vinrent après, *la métallothérapie était fondée.* »

Nous voulons dire :

La science était désormais en possession des *idiosyncrasies* ou *sensibilités métalliques diverses*, et d'un moyen facile de les reconnaître par l'application successive des différents métaux malléables sur une petite surface de la peau anesthésique ou non.

Le fer avait livré le secret de son action dans la chlorose et pris sa véritable place tout à côté du cuivre, de l'or, du zinc, de l'argent, etc., désormais agents curatifs comme lui dans les mêmes cas et au même titre.

Le cuivre avait commencé à manifester ses propriétés anticholériques.

Sauf le phénomène, dit *Transfert*, si invraisemblable que nous n'eussions jamais osé même en parler si nous avions su le voir le premier, les effets physiologiques, tant objectifs que subjectifs, produits par l'application d'un métal approprié à l'idiosyncrasie, n'étaient plus à connaître.

Nous avions des notions très-précises sur les *aptitudes métalliques dissimulées* et sur les moyens de les mettre en évidence.

L'efficacité des métaux, employés au dehors comme au dedans, avait été mise hors de doute dans le traitement des maladies nerveuses.

Enfin les maladies nerveuses s'étaient enrichies d'une doctrine et d'un traitement rationnels qui peuvent se résumer en les termes suivants, que nous empruntons à notre thèse inaugurale et à notre traité de 1853,

Doctrine de l'anesthésie et de l'amyosthénie.

« Toutes les maladies nerveuses avec anesthésie et amyosthénie, l'hystérie en tête, ne sont au fond qu'une seule et même affection dont l'intensité comme la forme peut varier à l'infini, mais qui, en définitive, nécessitent toujours le même traitement : le rétablissement préalable de la sensibilité et des forces musculaires.

« En effet, l'anesthésie ou l'amyosthénie n'existent jamais impunément, elles suivent la névrose dans toutes ses phases, elles augmentent ou diminuent avec elle dans la même proportion, disparaissent seulement avec son dernier signe et ne restent absentes que tout le temps que dure la guérison, de sorte qu'elles constituent, à elles deux, comme une *sorte de pouls* des névroses que tout médecin doit savoir tâter non moins souvent que l'autre.

« La chlorose ou chloro-anémie, qui accompagne si fréquemment ces névroses, n'est, dans l'immense majorité des cas, qu'une suite fatale des désordres gastriques, lesquels n'ont point d'autre but que de tarir d'autant les sources premières de la force nerveuse qui n'est plus dépensée par la sensibilité et la motilité, *ces deux grandes prodigues de l'économie,* comme nous les avons appelées, et tous les désordres hypernerviques, spasmes, convulsions, névralgies de toute sorte, délire même, ne sont que des dépenses artificielles, également obligées, pour *désemplir* le système nerveux, qu'on nous passe le mot, et rétablir momentanément l'équilibre entre les recettes et les dépenses de l'innervation.

« Tout traitement, qu'il soit tiré de la thérapeutique proprement dite, de l'hygiène ou d'ailleurs, doit donc nécessairement agir sur la sensibilité et sur la motilité, sans quoi il pourra bien ne point empêcher la guérison spontanée, mais il ne sera certainement pour elle d'aucune utilité.

« Une affection nerveuse avec anesthésie ou amyosthénie étant donnée, tout le traitement consiste par conséquent à trouver un agent ou un moyen, quel qu'il soit, qui puisse ramener la sensibilité et la motilité à l'état normal.

« Le meilleur agent qui paraisse exister, celui dont l'action ne manque presque jamais, est un métal qui, suivant certaines conditions ou affinités mystérieuses encore, se trouve être 60 à 70 fois sur 100, soit le fer (dans 1/4 ou 1/3 des cas), soit le cuivre et le zinc, et les autres fois l'or, ensuite l'argent, l'étain et tout à la fin le platine. »

Depuis l'époque où nous nous exprimions ainsi, de singuliers progrès ont été accomplis.

La métallothérapie interne, qui n'en était encore en 1853 qu'à ses premiers vagissements, est devenue cette chose qu'on aurait à peine osé rêver, *l'administration toujours à coup sûr* du métal qui convient pour remonter les forces, rétablir la sensibilité et la circulation périphérique, faire cesser le froid des extrémités, relever les fonctions digestives, etc., et cela, non point seulement dans l'hystérie, la chloro-anémie, et dans toutes les névroses avec anesthésie et amyosthénie, chez l'homme comme chez la femme, mais encore dans les affections diathésiques qui le réclament, telles que le diabète, et partant dans nombre de cas aussi du domaine spécial des chirurgiens, ainsi que nous le disions à la Société de chirurgie, dans une lecture récente qui a donné lieu à un rapport de M. Berger. Il n'est point jusqu'à la posologie que la métalloscopie, dont la métallothérapie interne est nécessairement précédée, ne puisse éclairer, car plus le métal agit promptement et sous une petite surface, moindre devra être la dose du remède à administrer.

Les injections métalliques sous-cutanées sont venues s'ajouter, en métalloscopie, aux applications métalliques, d'une part pour augmenter la gamme métalloscopique, lorsqu'il s'agit de métaux qui ne peuvent être laminés, et de l'autre pour avoir raison des aptitudes métalliques dissimulées et les faire ressortir.

Poussant jusqu'à ses conséquences les plus extrêmes la découverte d'un critérium de ce *quid ignotum*, la sensibilité thérapeutique individuelle, nous écrivions dans l'un des ouvrages déjà cités :

« Vous tous, jeunes confrères, dont le siége n'est point encore fait, et auxquels pour cette raison, je m'adresse tout particulièrement en ce moment, méditez les faits que je viens d'exposer. Méditez-les vous aussi, mes contemporains, qui pensez que la vérité peut bien, par exception, venir de l'un des plus humbles serviteurs de la science. Si j'ai été assez heureux pour vous convaincre, attachez-vous à reconnaître par avance la sensibilité métallique de vos clients, ajoutez l'idiosyncrasie à leur *passeport médical*, ainsi que nous disions dans la *France médicale* en 1860, et tenez pour certain que mainte occasion vous sera offerte de ne pas regretter votre temps.

« Que si, faisant mieux encore, vous vous associez à nos efforts pour reconnaître ensuite, par l'expérience, quels sont dans les trois règnes les divers agents dont l'action correspond à telle ou telle autre idiosyncrasie métallique, nous aurons ouvert ensemble, pour la pratique de notre art, toute une ère nouvelle qui rendra pour toujours impossible le renouvellement des plaisanteries d'un nouveau Molière, si jamais génie pareil venait à renaître. » (Vichy, 1871.)

Pendant que la métallothérapie interne acquérait une importance qui faisait nécessairement reléguer la métallothérapie externe au deuxième plan, celle-ci non plus ne restait point stationnaire. Quelques faits, notamment celui que nous avons publié, dans la *Gazette médicale* du 10 février 1877, d'un enfant sauvé d'une méningite, dont il se mourait, par le recouvrement de tout son corps, membres compris, d'une armature mi-partie en cuivre et mi-partie en acier, semblent témoigner que la métallothérapie externe est loin encore d'avoir dit son dernier mot. Ces faits démontrent, en effet, qu'il n'est nullement exagéré de dire que lorsqu'on aura trouvé le moyen dont nous parlions plus haut, de reconnaître facilement la sensibilité métallique individuelle, l'on pourra y recourir très-utilement en pathologie externe, comme en pathologie interne. Dans la première, où il se faisait autrefois un si grand usage de cataplasmes de boue de rémouleur et de plaques de plomb, une plaque de métal approprié pourra parfois venir très en aide pour la résolution de tumeurs à marche lente. D'autre part, dans nombre de maladies aiguës il ne sera point téméraire non plus de demander à de larges applications d'armatures les effets post-métalliques que nous signalions, dès le mois de février 1850, à l'Académie des sciences , sous ce titre : Note pour servir a l'étude des effets physiologiques et thérapeutiques des armatures métalliques,— c'est-à-dire un abaissement de la température, de la circulation et de la sensibilité périphérique, une atténuation des forces et de l'activité cérébrale surexcitées , etc. ; phénomènes qui sont les indices irrécusables d'une spoliation véritable, d'une *saignée nerveuse*, comme nous avons dit depuis le commencement, opérée par le métal, saignée en tant de cas si désirable.

Mais sortons de ce qui n'est encore, à vrai dire, qu'une hypothèse, et rappelons que M. le professeur Charcot, allantbeaucoup plus loin que nous ne l'avions jamais osé, a guéri définitivement, par une seule application d'acier, une certaine Roussille qui, depuis dix ans, était entrée à la Salpêtrière pour une hémiplégie post-hémorrhagique, et une deuxième malade (Petit) d'une anesthésie générale, également par une simple application d'or, liée à une paralysie infantile qui datait de plus loin encore, et qu'il a montré par là qu'il n'était point jusqu'aux affections du système nerveux de cause organique où la métallothérapie externe ne pût aussi rendre de signalés services.

En résumé :

Découverte des différentes idiosyncrasies ou sensibilités métalliques et d'un critérium pour les reconnaître sûrement, soit au moyen d'applications sur une petite surface de la peau des différents métaux qui s'y prêtent, soit à l'aide d'injections sous-cutanées pour les autres; et notions précises sur les effets physiologiques, tant objectifs que subjectifs, que déterminent les applications de métaux appropriés à l'idiosyncrasie.

Découverte des relations qui existent entre l'action externe des métaux et leur action interne et réciproquement, relations telles qu'elles permettent de pouvoir toujours conclure de l'une à l'autre, et de *ne faire*, en métallothérapie, chose inespérée, *que de la thérapeutique à coup sûr.*

Détermination du véritable mode d'action des métaux, — le fer en tête, — dans les maladies nerveuses et la chlorose ;... fondation d'une doctrine nouvelle qui rend toutes les névroses, avec anesthésie et amyosthénie, parfaitement intelligibles, logiques même;... reconnaissance [et fixation des lois auxquelles tous les agents *œsthésiogènes* sans exception, connus ou à découvrir, doivent, comme les métaux intus ou extrà, *toujours obéir pour guérir.*

Application au traitement des crampes des cholériques de la métallothérapie externe, représentée ici exclusivement par le cuivre, et de la métallothérapie interne aux diabétiques et généralement à tous malades justiciables des eaux alcalines ; possibilité même d'étendre la première à de certains cas de chirurgie et jusqu'aux maladies aiguës elles-mêmes — *non spécifiques* — pour faire baisser la température et la circulation périphériques, amortir la sensibilité, déprimer les forces, etc. , et consécutivement diminuer d'autant la phlogose, au moyen de larges applications symétriques permanentes.

Enfin, découverte sur le terrain du magnétisme animal, entre autres choses de cette loi : que la sensibilité magnétique répond toujours à la sensibilité cuivre, autre preuve déjà bien ancienne, puisqu'elle remonte à 1848, que nous n'avons point commis de témérité en posant devant la génération qui suit les termes du grand problème que nous avons dit précédemment, et le tout *exposé scientifiquement* dans une foule de publications qui ont paru en brochures ou dans nos principales revues, et dans une centaine de notes ou mémoires aux Académies et Sociétés savantes de France et de l'étranger ; voilà ce qu'est la métallothérapie moderne, voilà les découvertes dont A. Despine aurait eu « *l'idée-mère, n'aurait rien ignoré d'essentiel* ».

Voyons donc maintenant ce qu'était l'ancienne, la MÉTAL-

LOTHÉRAPIE DE 1820, dont nous ne serions, nous, que *le régénérateur*, nous n'avons pas dit le plagiaire, et qui aurait bien pu nous servir de guide si nous savons lire entre les lignes.

Réfutation de la prétendue antériorité de A. Despine par rapport à la découverte de la métallothérapie.

Dans la *Gazette médicale* du 30 juin 1877 parut une lettre de M. Despine intitulée : DE L'ACTION DES MÉTAUX SUR LES HYSTÉRIQUES MISES EN ÉTAT DE SOMNAMBULISME, qui débute ainsi :

« Les découvertes du docteur Burq sur la métallothérapie m'engagent à signaler des faits de ce genre dont l'observation remonte beaucoup plus haut, et qui ont été décrits en 1838 par le docteur A. Despine, mon oncle, sous le titre : OBSERVATIONS DE MÉDECINE PRATIQUE FAITES A AIX-LES-BAINS. — *Annecy*, librairie d'Aimé Burdin, 1838.

« Le résultat des observations faites par A. Despine est d'autant plus important à connaître aujourd'hui que, *sans être semblable absolument avec les faits signalés par le docteur Burq*, il présente, *quoique constaté en somnambulisme seulement*, une grande analogie avec ceux-ci. »

Les mots que nous avons soulignés sont particulièrement à retenir. Suivent une exposition sobre et précise des faits observés par A. Despine et leur interprétation sur lesquelles nous reviendrons.

M. J. Monard a été beaucoup plus loin que M. A. Despine. Sous cette épigraphe : *Multa renascentur quæ jam cecidere*, notre confrère commence par déployer le drapeau qu'il tenait des mains de M. Guilland père, puis, sans crainte de se montrer plus royaliste que le roi, il dit en propres termes :

« Que A. Despine a posé les premières bases de la métallothérapie ; *que la découverte de l'idée-mère lui appartient*; *qu'il n'en a rien ignoré d'essentiel* en fait d'applications et d'interprétations ; que si Despine n'a pu conduire la métallothérapie au degré de perfection qu'elle atteint aujourd'hui, il a du moins *fixé son domaine et sa méthode, bien qu'il ne nous donne pas de symptomatologie bien ordonnée ;* que la divergence avec les idées actuelles n'existe le plus habituellement que dans les mots, qu'il *n'est pas jusqu'au phénomène du transfert qu'il n'ait reconnu,* etc. »

Tout cela nous l'aurions reconnu nous-même implicitement, dans la *Gazette médicale* du 29 sept. 1879, lorsque nous disions : « … Quand le moment sera venu, il nous restera un devoir de conscience à remplir en venant dévoiler d'où est partie la métallothérapie. Notre confrère, le docteur P. Despine, trouvera ici, nous l'espérons, une réponse satisfaisante à la revendication qu'il a faite dans la *Gazette médicale* du 30 juin dernier en faveur de feu son oncle, A. Despine. »

Après avoir rappelé ces paroles et ajouté « Ce sont là des engagements que M. Burq voudra bien nous permettre de lui rappeler », M. J. Monard termine ainsi :

« Par quelle fatalité une telle déclaration est-elle restée lettre morte ? Pourquoi faut-il que, trois ans après cette promesse de M. Burq, les droits de M. Despine soient encore méconnus, et son nom omis dans les nombreuses publications se rapportant à la métallothérapie ? »

Il serait trop long, et sans intérêt d'ailleurs pour le lecteur, de suivre pas à pas M. J. Monard sur le terrain où il se place, et de montrer sur quels arguments il s'appuie pour donner créance à ses affirmations *toutes gratuites,* nous espérons bien le démontrer, et soutenir ses conclusions sans prémisses. Quelques citations suffiront pour faire apprécier la méthode à l'usage de notre jeune confrère.

« Despine n'a pu malheureusement réunir en une œuvre dogmatique les faits nombreux qu'il avait observés sur la puissance galvano-métallique, — on dirait aujourd'hui métalloscopique. Il n'a laissé que des observations où sont relatées les nombreuses expériences qu'il fit des métaux, où sont exposés, sous forme de commentaire, les moindres détails de sa pratique. *C'en est assez pour qu'on puisse reconstruire la doctrine du maître.* » Et un peu plus loin,

M. J. Monard dit : « Nous touchons ici au point capital de la doctrine. » Et cette doctrine quelle est-elle ? sur quelle base repose-t-elle ? Notre confrère n'en dit rien ! Comme A. Despine, il répond par des observations portant toujours sur les mêmes faits. Où sont aussi les lois annoncées, « non étudiées encore avant A. Despine , *qui devaient être aussi immuables que l'univers !...* » Pour A. Despine, la métallothérapie, c'est de l'or, de l'or, et rien que de l'or. Il n'applique toujours ce métal que dans l'état de crise, et comme simple adjuvant du magnétisme, pour faire cesser un trismus ou des douleurs au sinciput occasionnés par les passes magnétiques. Jamais A. Despine n'a guéri un seul de ses sujets magnétiques avec sa métallothérapie univoque, mais cela n'empêche point M. Monard d'écrire : « qu'il est d'abord à retenir que les métaux, appliqués sur les différentes parties du corps chez des malades atteintes de certaines affections hystériques, produisent des *effets curatifs remarquables* non étudiés avant A. Despine. »

M. Monard confesse bien : « que A. Despine *paraît* avoir méconnu les aptitudes à d'autres métaux que l'or, bien qu'il ait fait maints essais de ceux-ci », c'est-à-dire qu'il n'a rien su précisément de ce qui fait la base essentielle de la métallothérapie, tant interne qu'externe ; il dit bien aussi « que A. Despine définit mal les effets des autres métaux, qu'il se contente de constater leurs rapports avec l'échelle galvanique d'Avogardo et de Michelotti ; » notre confrère fait bien d'autres aveux que nous verrons plus loin ; mais qu'importe ! « *C'est A. Despine qui a posé les premières bases de la métallothérapie, il n'en a rien ignoré d'essentiel* ». Et afin de prouver « qu'il n'est pas jusqu'au phénomène du *transfert* que Despine n'ait reconnu, » M. J. Monard cite ensuite le document ci-après, qu'il qualifie de *très-important* : « nous copions fidèlement », prend-il soin d'ajouter.

Il s'agit des malades Maridor, Grosbach, Fritzchi, Gallice, Charbonnier, Richard et Bocquin.

« J'ai pu chez ces malades, d'une impressionnabilité extraordinaire au magnétisme, paralyser partiellement ou généralement l'appareil cutané et l'appareil musculaire, accumuler sur l'un ou l'autre, et à volonté, la sensibilité et l'action vitale par des passes magnétiques de telle ou telle espèce, les suspendre à volonté, partiellement ou généralement, par d'autres passes magnétiques ; donner des spasmes et des crispations tétaniques, la danse de Saint-Guy ; endormir ou réveiller à volonté, donner aussi une aphonie instantanée, le trismus, transporter subitement le spasme d'un membre à l'autre, etc., etc. (A. Despine).

« Qu'on remplace, reprend M. J. Monard, les passes magnétiques, qui n'étaient qu'un moyen de provoquer l'hypnotisme par les procédés usités à la Salpêtrière, et nous aurons des observations que Charcot lui-même pourrait signer. »

Mais notre confrère ignorerait donc complètement ce que c'est que le transfert, de même qu'il ne nous paraît guère au courant des procédés et phénomènes magnétiques dont il parle.

Qu'il nous permette de lui rappeler que pour qu'il y eût eu transfert dans les faits qu'il signale, il aurait fallu que lorsque A. Despine insensibilisait l'avant-bras droit, par exemple, l'avant-bras du côté opposé devînt sensible dans les parties exactement symétriques, et insensible si c'était, au contraire, de l'hyperesthésie que les passes avaient déterminée sur l'avant-bras droit.

Enfin, pour en finir, qu'est-ce qui autorisait encore M. J. Monard, en parlant de ce qu'il appelle nos idées, à dire « que l'aptitude métallique chez le même malade n'est pas toujours invariable, qu'un malade sensible à l'or peut le devenir au cuivre, au fer, etc.? ... »

Le commentateur a confondu ici complètement avec l'affaire du *Polymétallisme* et des *Aptitudes métalliques dissimulées*. La sensibilité à tel ou tel métal reste au contraire invariable ; c'est là une caractéristique qui ne change pas plus que le tempérament d'un individu. Seulement il peut arriver qu'un beau jour cette sensibilité cesse de se manifester, qu'elle devienne *larvée*, et alors il n'est pas rare

de voir surgir à sa place une autre sensibilité... nouvelle ?
non, mais qu'on avait négligé de rechercher, comme cela
arriva pour la jeune mercière achromatopsique, présentée
par M. Charcot à la Société de biologie. On se rappelle, en
effet, que Mlle M... fut d'abord améliorée seulement par l'or,
qui était sa sous-caractéristique, puis définitivement guérie
par l'argent qui venait, lui, en première ligne, un examen
métalloscopique moins superficiel que le premier nous l'avait
appris. Mais c'est assez nous attarder.

Un mot seulement pour expliquer tout d'abord notre silence depuis la lettre de M. Despine, et nous entrons dans le
vif de notre sujet.

Si nous sommes resté sur notre promesse du 29 septembre 1877, c'est que, pour la tenir, il nous eût fallu parler des
origines de la métallothérapie et que, pour de certaines
raisons qui nous sont toutes personnelles, nous devions ici
nous montrer particulièrement fidèle à ce qui toujours fut
notre devise et dirigea notre vie : « savoir attendre. » S'il se
fût agi moindrement des droits d'un tiers, quoi qu'elle pût
nous coûter, notre réponse ne se fût point, au contraire, fait
attendre. Ces mots « je remplirai un devoir de conscience »
ne visaient nullement A. Despine, dont jusque-là nous
n'avions jamais entendu parler, et la satisfaction promise
également à M. P. Despine était aussi d'une toute autre
nature que celle qu'il supposait.

Revenons maintenant à M. P. Despine ou plutôt à son
oncle, A. Despine. Afin d'éviter des redites et pour abré-
ger, nous ferons pour lui ce que nous avons fait pour nous-
même, un exposé aussi succinct que possible de la prétendue
découverte qui lui est attribuée.

A. Despine magnétise des hystériques, et bientôt, à partir
de 1820, il observe chez les malades en crise une « appétence
singulière pour l'or le plus pur » et des répulsions non moins
grandes pour tous les autres métaux, sans en excepter l'or lui-
même, lorsqu'il est en contact avec du fer. Il commence par

noter les effets des applications de l'or sous forme de pièces de monnaie, et plus particulièrement sous celle d'une montre et de bijoux divers, que se font ses *magnétisées tout spontanément*, puis ceux des applications d'autres métaux qu'elles subissent par inadvertance. Son éducation une fois faite par ses malades, il fait lui-même intentionnellement des unes et des autres, et il arrive, en somme, à constater, nous citons presque textuellement, — que l'application de l'or, et de l'or seulement, calme toujours des douleurs violentes au sinciput et fait cesser le trismus des mâchoires ou des raideurs produites par des passes magnétiques ; et qu'il soulage en raison directe de la pureté de sa masse et de son étendue : « qu'une pièce d'or, appliquée chez une paraplégique de 11 ans sur les gros troncs nerveux d'un des membres inférieurs, augmente la force locomotrice de ce membre ; ...... qu'une montre en or, pendue au cou, donne plus de force et de vitalité dans leurs mouvements à Micheline, Annette et Estelle, mais à la condition d'être suspendue par une chaîne d'or, ou par un ruban de fil, et non de soie qui brûle, et de ne point s'arrêter, car alors les mouvements des membres s'arrêtent aussi et parfois les malades tombent en faiblesse.

« Que le cuivre et les autres métaux, au contraire, enraidissent, fatiguent, brûlent comme du feu, particulièrement lorsqu'ils sont deux à deux. Ce qui fait que, quels que soient leur forme et leur brillant ou valeur apparente, les malades les rejettent tout aussitôt qu'elles en ont été touchées. »

Tous ces faits A. Despine les rattache à l'électro-galvanisme, malgré que ses propres observations, celles relatives à l'action plus grande de l'or le moins allié, d'une part, et, de l'autre, les observations concernant les effets négatifs des métaux, des alliages et des associations métalliques les plus galvaniques démontrent le contraire.

« Une montre, dit-il, est un système de mouvement composé de divers métaux. Ce système marche-t-il ? Aussitôt il en résulte, par suite des frottements qui ont lieu, — frotte-

ments est ici un bien gros mot à l'adresse des horlogers
qui font précisément tant d'efforts pour les éviter, celui
de vibrations aurait, sans doute, bien mieux fait l'affaire de
M. J. Monard, à raison des nouvelles interprétations, —
une puissance galvanique bien plus marquée que quand la
montre est en repos, et par suite des effets sensibles sur
des malades en crise, dont l'impressionnabilité est cent fois
plus grande que dans l'état ordinaire. »

Sur de vagues renseignements et appréciations fournis
par ses crisiaques, il reste bien convaincu : « que la puissance
d'action des métaux est en concordance parfaite avec la série
établie par les physiciens Avogardo et Michelotti par rapport à leur capacité ou puissance galvanique », série dans
laquelle l'or et, tout près de lui, le platine occupent l'extrême négatif, le zinc, l'extrême positif, et le fer est placé
seulement vers le milieu et à la suite du cuivre.

A. Despine est muet, ou peu s'en faut, sur les effets physiologiques divers, tant objectifs que subjectifs, des applications métalliques. S'il note ceux de l'or *monnaie* ou *bijou,*
— ce n'est point sans intention, on le verra, que nous souli-
gnons ces deux mots, — sur la motilité, il ne dit rien de son
action sur l'état de la sensibilité, qui joue un si grand rôle
dans le magnétisme, et il passe sans y regarder à côté d'un
fait, — nous verrons lequel à la suite, — bien autrement
important que les phénomènes qui fixent seuls son attention. Il méconnaît donc l'existence de cette sorte de *pierre
de touche*, l'anesthésie, si précieuse pour s'assurer d'avance
des effets du métal, tout aussi complètement qu'il a ignoré
les différentes aptitudes métalliques, bases de la métallothérapie.

Bien qu'il parle, à différentes reprises, « de lois aussi
immuables que celles qui régissent l'univers, ... de la nécessité de procéder à leur étude », de lois il n'en trace aucune.
Il se tait également sur les doctrines qui lui sont prêtées
si complaisamment par M. J. Monard, et à cette absence
il supplée par des observations monotones à force de se res-
sembler : de l'or, de l'or, toujours de l'or...... Fait-il au moins

un sérieux usage de ce métal ? Le magnétisme devant, dans sa pensée, suffire à tout, A. Despine se borne à l'employer, sous forme de menus objets, à seule fin de soulager ses cataleptiques des troubles nerveux causés par ses passes, et pas une seule fois il ne lui vient à l'idée d'expérimenter seulement les mêmes applications en dehors de l'état magnétique, ne fût-ce qu'à titre de simple curiosité ! De métallothérapie interne, bien entendu, jamais un mot, pas plus que de tout le reste du burquisme !

Donc une loi de concordance entre la puissance des métaux et leur action ou capacité galvanique, loi soufflée par les malades en crise, et la constance d'action *utile* de l'or dans l'état magnétique, deux choses connexes, et, d'autre part, les effets négatifs du cuivre et de tous les autres métaux, voire même de l'or en état galvanique, l'enraidissement des magnétisées par leur contact, voilà la *grande découverte* (sic) que M. J. Monard se complaît à mettre pompeusement en parallèle avec le Burquisme, à qualifier *d'idée-mère*, sans prendre garde, que notre confrère nous permette de le lui dire, que ses dithyrambes en faveur de son compatriote ne tendent rien moins qu'à nous dépouiller de l'œuvre de toute notre vie. S'il est juste de faire la part des morts, celle des vivants n'est-elle donc pas moins respectable ?

Voilà « *les phénomènes restés dans l'ombre qui méritent de fixer l'attention des savants* » (P. Despine) ; voilà l'antériorité qu'on nous somme aujourd'hui d'avoir à reconnaître.

Mais qu' y a-t-il même en réalité au fond de cette métallothérapie *monocorde*, si toutefois il est permis d'appliquer le mot *thérapie* à un procédé qui ne fut marqué par aucune guérison, et n'en visa jamais aucune ? Que valent les seules choses qui émergent des observations de A. Despine, sa loi de concordance, la constance d'action de l'or et sa puissance elle-même ? On le verra lorsque nous aurons répondu à cette question préalable :

Pourquoi la prétendue découverte de A. Despine n'eut-elle aucun écho parmi ses contemporains ?

« Si, dit M. J. Monard, A. Despine n'avait point été un modeste praticien, vivant dans une vallée retirée des Alpes, livré aux soucis quotidiens d'une clientèle active, en butte aux mille vicissitudes qui accompagnent toujours les novateurs ; s'il n'avait subi la régle commune qui veut que l'inventeur meure pauvre et ignoré ; s'il eût eu pour parrains des hommes tels que Charcot, Luys et Dumontpallier, qui ont fait accepter le Burquisme, c'est-à-dire la doctrine de Despine régénérée et perfectionnée, nous n'hésitons pas à croire que cette doctrine n'eût cinquante années plus tôt doté la science de notions précieuses de métallothérapie. »

Sans doute il est bon, indispensable même quelquefois, lorsqu'une idée féconde surgit, qu'elle puisse se produire sur un théâtre où les hommes compétents, s'ils daignent y regarder, soient à même de la voir de près pour la juger. Mais A. Despine n'était rien moins que le modeste praticien que dit M. J. Monard. Dans sa lettre M. Despine nous fait savoir, en effet, que feu son oncle « était médecin inspecteur de l'établissement thermal d'Aix en Savoie, chevalier de la Légion d'honneur, membre correspondant de l'Académie des sciences de Turin, de l'Académie de médecine de Paris, de l'Institut de Hollande, etc., etc., et que *la haute position* que ce savant observateur occupait à Aix lui avait valu plus d'un jaloux parmi ses confrères. »

Donc trève ici à la légende du pauvre praticien. Si cette légende devait bénéficier à quelqu'un, c'est à celui qui tient la plume en ce moment, qui se contenta de toujours signer ses œuvres de son nom tout court, qui ne demanda jamais à personne qu'un peu de justice comme il est dit plus haut, et n'a eu sur A. Despine que ce triste privilége que lorsque, en 1876, il se présenta à la Salpêtrière, pour y faire sa *dernière campagne*, il relevait à peine d'une cruelle maladie qui l'avait terrassé aussitôt après la guerre, il était encore tout titubant, obligé de tenir jour et nuit une compresse d'eau froide sur sa tête, et dans un état tel qu'il y avait tout lieu de supposer que ce ne serait point lui qui profiterait de tout le bruit qui pourrait se faire autour de sa découverte. Ce fut là, en effet, un avantage très-réel et qui ne contribua pas peu au succès tardif de la métallothérapie, l'aveu ne nous en coûte rien.

Si A. Despine n'a trouvé nul écho, *de son vivant*, même parmi ses compatriotes, et s'il n'eût probablement jamais été question de ses œuvres sans la métallothérapie, il y a à cela de très-bonnes raisons que voici.

La première de toutes, c'est que les faits signalés par Despine, il ne les avait jamais observés que dans l'état ma-gnétique, et qu'il eût fallu au médecin, désireux de les con-trôler, commencer par la chose la plus difficile, magnétiser d'abord les malades. Nous disons difficile, parce que, d'une part, à l'époque où Despine publia son livre (en 1838), le mot seul de magnétisme avait le don d'horripiler au plus haut point la médecine officielle et tous ceux qui lui font cortége, et que si quelques-uns, bravant le préjugé, eussent voulu *faire par eux-mêmes*, ils n'auraient point su comment s'y prendre ; parce que, d'autre part, les hystériques, sur lesquelles A. Despine paraît avoir opéré exclusivement, sont loin d'être toutes sen-sibles à l'action magnétique.

Une deuxième raison qui ne dut pas être moins décisive, c'est que A. Despine avait emmêlé ses observations de faits contradictoires et souvent presque enfantins, tels que ceux de la montre qui brûle, quand elle est suspendue à un ruban de soie, et qui n'agit plus du tout, et *même fait tomber les malades en faiblesse, quand elle s'arrête*, cas que le docteur P. Despine aurait, suivant nous, mieux fait de taire dans l'intérêt même de la cause qu'il prétendait soutenir ; puis qu'il avait noyé le tout dans des explications et interprétations qui ne supportent point le plus petit examen. Si c'était à la puissance galvanique que les métaux devaient leur action, comment, en effet, se faisait-il que ce fût l'or relativement le plus pur (l'or monnayé), — A. Despine ne paraissant s'être jamais servi d'or vierge, — qui ne donne que 8° à 10° au gal-vanomètre, qui agit le mieux ? Pourquoi le contact d'une clef de montre en or, au point de jonction avec son carré d'acier, agissait-il en sens contraire, pourquoi *enraidissait-il*, ainsi que le cuivre et le zinc, au lieu de *déraidir ?* Pourquoi ce contact d'un métal autre que l'or n'annulait-il point aussi les effets de la montre, puisque la boîte, qui était la partie agissante, est toujours montée à charnière sur une goupille d'acier? Pourquoi tous les métaux, lorsqu'ils étaient associés, deux à deux, de manière à former un couple galvanique, se comportaient-ils comme la clef de la montre de A. Despine? Que dire enfin de ces frottements de montre assez puissants pour produire une action galvanique suffisante pour arrêter complètement les effets de la boîte, qui n'a rien à faire avec le mécanisme intérieur?

En vérité, en quoi de pareilles observations « *restées dans l'ombre méritent-elles d'en sortir* », et que penser déjà de cette loi de concordance de la puissance des métaux avec leur capacité électro-galvanique soufflée à Despine par ses malades en crise ?

Une troisième raison, qui ne pouvait point ne pas moins nuire au crédit de Despine auprès des confrères de son temps que des médecins d'aujourd'hui, nous ne parlons, bien entendu, que de ceux qui sont inaccessibles à l'envie, c'est que rien dans ses observations, quoi qu'en dise M. J. Monard, ne porte le cachet de la vraie méthode scientifique ; qu'il s'est contenté d'à peu près, de réponses de malades suspectes, et qu'il n'a véritablement rien fait pour se faire pardonner d'avoir choisi le magnétisme animal pour le terrain de son expérimentation.

Examinons maintenant ce que valent les deux seules choses qui *émergent*, avons-nous dit, de ses observations.

Suivant A. Despine, c'est toujours l'or et, tout près de lui, le platine qui seraient les métaux les plus actifs, et le zinc qui le serait le moins. Vers le milieu de l'échelle, et derrière le cuivre, se trouverait seulement le fer.

« C'est l'or qui est sa panacée métallique, dit M. J. Monard ; son absolutisme aura moins lieu de nous surprendre, si nous considérons que, dans les observations actuelles de métallothérapie, les *quatre cinquièmes au moins* ont trait à des malades sensibles à l'or. — Encore une affirmation sans fondement. — Sur 8 observations détaillées consignées dans la thèse du docteur Douglas-Aigre, il en est 7 dont les sujets sont sensibles à l'or.

« *L'aptitude à l'or est donc dans la doctrine de Burq*, comme dans celle de Despine, *plus fréquente que toute autre*. Ce point nous paraît capital. »

Vraiment n'est-ce pas dépasser par trop la mesure ; et n'avions-nous point raison, en faisant allusion aux procédés de notre confrère, de parler de *conclusions sans prémisses?*

M. J. Monard, qui a lu nos principales publications, il le prouve en maint endroit, ne peut ignorer que dans ce qu'il appelle très à tort *notre doctrine* l'or est loin de tenir la première place.

Des centaines d'observations, faites avec toute la sévérité voulue, ont en effet parfaitement démontré à cette heure : que c'est le fer, et non point l'or, qui occupe le sommet de l'échelle métalloscopique, que ce dernier métal ne vient encore que bien après le cuivre, et sur la même ligne à peu près que le zinc, qui se trouve relégué tout à la fin dans le classement de Despine, et que le platine, qu'il avait placé à côté de l'or, est parmi les métaux usuels l'un des moins actifs ; que sur 100 malades, *vierges de tout traitement*, 12 ou 15 au plus répondent à l'action de l'or. S'il a paru en être autrement dans les faits publiés par M. Aigre et d'autres observateurs, et si nous-même nous n'avons, par deux fois, à trente années de distance, jamais rencontré à la Salpêtrière que des sensibilités or ou cuivre, et seulement une sensibilité fer et une sensibilité zinc, cela tient, nous l'avons dit assez souvent pour que M. J. Monard puisse ne point l'avoir entendu, à ce que les hystériques sur lesquelles la métallothérapie est appelée généralement à intervenir, aussi bien en ville que dans les hôpitaux, sont presque toutes sensibles à un métal qu'il n'était venu et ne pouvait venir à l'idée de personne de leur administrer avant que la métallothérapie n'eût parlé, et par conséquent avaient dû, qu'on nous passe l'expression, rester sur le crible par où toutes les autres avaient passé, à un moment donné, sous la direction de tel ou tel autre médecin. Différents confrères, il est vrai, pour se soustraire aux longueurs d'une exploration métallos-copique préalable, ou ne point subir la nécessité de la faire faire par d'autres, ont bien, plus d'une fois, donné d'emblée à leurs névropathiques de l'or, toujours de l'or, comme autre-fois l'on donnait toujours de l'argent aux ataxiques. Mais si parmi les nombreux patients qui passent par le cabinet de consultations de tel de ces confrères que nous pourrions citer, il en est qui ont pu trouver aussi leur compte à cette métallothérapie à l'*aveuglette*, par contre, la plupart n'ont dû guère avoir à se louer de ce procédé quelque peu expéditif, qui n'est pas moins compromettant pour le médecin que pour la méthode elle-même.

Il n'existe donc pas la moindre concordance entre la puis-sance æsthésiogène des métaux et leur capacité galvanique, et le classement opéré ici par A. Despine, conformément à la série d'Avogardo et de Michelotti, est rêverie pure comme les réponses et indications sur lesquelles il est basé. La constance d'action de l'or n'est pas plus fondée, et M. J. Mo-nard a parlé contrairement à la vérité en nous faisant dire, qu'en ce qui concerne cette constance, nous étions d'accord avec Despine. Cette concordance existe-t-elle au moins dans l'état magnétique ?

M. J. Monard va répondre pour nous. « C'est donc l'or qui est la panacée de Despine ; mais il est obligé d'avouer qu'il n'agit pas toujours, et dans nombre d'observations, il ne fait aucune mention de son efficacité, pas plus qu'il ne parle des autres métaux. Faut-il croire que, l'or restant sans effet, il n'a pas cru devoir pousser plus loin son in-vestigation ? Sa règle comporte donc des exceptions ? La chose ne nous paraît point douteuse, *bien qu'il ne nous en dise rien.* » Dans ce paragraphe il y a un aveu précieux, et les derniers mots surtout sont un pavé qui valait bien la peine d'être souligné par nous.

Donc, encore, pas plus de constance dans les effets de l'or que de concordance de ceux-ci avec la capacité galvanique sur les malades en crise, comme sur les autres. Mais lorsque chez les magnétisées de Despine une monnaie, ou bien un bijou d'or agissait était-ce bien à l'or lui-même qu'il fallait l'attribuer, ou bien au cuivre, qui entrait parfois pour plus d'un tiers, *en volume*, dans l'alliage ? A. Despine n'a-t-il point commis une omission des plus graves en ne tenant nul compte de l'action de ce dernier métal ?

Nous touchons ici à une question à la solution de laquelle rien de ce qui reste encore de *la métallothérapie de* 1820 ne saurait survivre si, comme nous l'espérons, nous démontrons que l'or n'a été pour rien dans les faits signalés par Despine. Cela vaut la peine que nous fassions quelques pas en arrière, que nous aurions bien voulu cependant réserver.

Il y aura tantôt quarante années, — c'était en 1842, — cinq élèves externes de l'hôpital Saint-Louis,—aujourd'hui les docteurs Nyobei, Rosé, Frédault, Gion et Burq, — voulurent se donner le luxe de voir de près le somnambule Alexis (Didier), qui commençait à faire parler de lui dans un quartier tout proche de cet hôpital, celui de la rue Grange-aux-Belles. A cet effet, ils se cotisèrent, eux et quelques-uns de leurs amis du dehors, pour faire les frais d'une séance privée. Rendez-vous fut donné dans ma chambre parce qu'elle était plus à proximité du domicile du somnambule. Celui-ci, alors un tout jeune homme frêle, de 16 à 17 ans, s'y rendit *seul et de jour*, nous en avions fait une condition. Ses yeux une fois bouchés et bandés avec une sorte de férocité, tant nous avions tous peur d'être volés de notre petit écu, chiffre de la cotisation, Alexis fut endormi par M. Gion, le seul d'entre nous qui sût quelque chose du magnétisme. Des expériences qui suivirent je ne dirai rien en ce moment, si ce n'est que le plus sceptique de l'assistance ne pût point ne pas en être très-vivement ému, et que quant à moi personnellement, je me promis bien de ne négliger aucune occasion propice de m'enquérir de ce qu'il pouvait y avoir de vrai au fond de cette question de magnétisme animal, alors surtout tant conspué par le plus grand nombre.

Proh pudor ! nous magnétisâmes donc, et beaucoup, un peu partout à l'hôpital Beaujon, Cochin, Necker, aux enfants malades, etc., sous les yeux de différents maîtres.

« La manière dont furent accueillies nos expériences, disions-nous dans notre thèse inaug. (p. 59), nous aurait appris, si nous ne l'avions su déjà, que dans les *questions les plus délicates*, les *plus dangereuses même, avec de bons esprits pour juges*, l'on peut toujours se conduire et agir de telle façon qu'on n'ait point à regretter d'y avoir jamais laissé quelque chose. »

Que nous apprirent ces expériences et celles qui suivirent, tant à Londres qu'à Paris, jusque vers l'année 1855, époque à laquelle, ayant appris tout ce que nous désirions savoir en magnétisme animal, nous mîmes fin complètement à nos études sur ce point ?

Il faudrait tout un volume pour répondre ; mais parmi les nombreuses observations que nous eûmes occasion de faire, il en est qui touchent de trop près à notre sujet pour ne point en consigner ici les résultats, sans sortir des bornes d'une juste limite.

Tous les sujets magnétisés, — nous n'avons point rencontré d'exception, — offrent, au contact des métaux, des attractions et des répulsions, et il n'est point certainement un seul des magnétiseurs qui ont précédé ou suivi Despine qui n'ait été cent fois à même d'en faire l'observation, tant ces attractions et répulsions sont la règle et les sujets ont d'occasions de les manifester. Seulement personne, pas plus que A. Despine, n'avait su voir encore ce qu'il y a réellement au fond de ces phénomènes.

La dominante, sous le rapport des effets, est l'action du cuivre et point du tout celle de l'or. Ce métal détermine invariablement une sensation de brûlure plus ou moins vive, comme le dit Despine, et tout aussitôt les magnétisés sont pris de soubresauts, d'*enraidissements*, pour parler son langage, et le repoussent. Mais pendant que ceci a lieu, il se passe du côté de la sensibilité un changement capital. Tout le monde sait que l'insensibilité la plus absolue est la règle dans l'état magnétique, — nous ne disons point somnambulique, et nous ajoutons, pour ceux qui l'ignorent, que cette insensibilité ou anesthésie est une condition essentielle de cet état. Or, à peine le cuivre a-t-il touché la peau en un point que la sensibilité reparaît en ce point, puis gagne de proche en proche de sorte que, pour peu que l'application soit maintenue, l'anesthésie finit par disparaître entièrement et le sommeil cesse. De là la répulsion si vive des sujets magnétisés pour ce métal, puisque son application trouble l'équilibre nécessaire et tend à les faire sortir d'un état où généralement ils se complaisent. L'*avidité du cuivre*, si nous pouvons ainsi parler, est ici telle qu'un alliage de ce métal, tel que le cuivre jaune, dans lequel le zinc entre pour un tiers, suffit pour produire les mêmes effets, mais *moins violemment*.

Cette propriété du cuivre une fois connue, nous fûmes affranchi de la servitude intolérable de veiller sur les sujets pendant tout le temps de leur sommeil, et nous n'eûmes plus à redouter que, nous absent, quelque crise imprévue ne vînt jeter le trouble dans l'esprit de la personne que nous avions chargée de nous suppléer. Quatre larges anneaux de laiton (cuivre jaune), un pour chaque membre et une plaque pour le tronc, laissés à la libre disposition de cette personne ou, à son défaut, du sujet lui-même, voilà qui nous suffit toujours, à partir de la fin de 1848, pour obtenir le réveil, au moment voulu, beaucoup mieux et plus sûrement qu'avec les procédés ordinaires, ainsi que pour parer à tout accident. On voit déjà poindre comment nous fûmes amené ensuite à conclure de la sensibilité cuivre à la sensibilité magnétique, et réciproquement.

L'*appétence* des magnétisés pour l'or ne nous échappa point non plus. Tandis qu'ils repoussaient de suite un sou de cuivre, les sujets prenaient plaisir, au contraire, à toucher et à manier tous objets de ce métal; mais c'était surtout l'or le plus pur, les pièces d'or, dont le contact, comme l'avait remarqué A. Despine, leur était particulièrement agréable, et « *leur calmait les nerfs* ». Était-ce à l'or ou bien au cuivre de l'alliage qu'il fallait attribuer cette appétence ? Une expérience eût été sur ce point décisive, c'eût été d'appliquer de l'or vierge ; mais, notre arsenal métalloscopique ne s'étant complété qu'après que nous en avions à peu près fini avec le magnétisme, cette expérience nous ne la fîmes pas plus que A.Despine. Heureusement, qu'à défaut d'autres preuves, nous avons celle-ci qui nous paraît péremptoire pour démontrer que l'or n'était pour rien dans les effets.

Un métal appliqué dans l'état magnétique est actif ou inerte. S'il est actif, il fait cesser l'insensibilité et il réveille forcément. On peut donc considérer comme inactif tout métal qui ne réveille point, et avec l'or le sommeil continue. Mais si l'or paraît rester sans effet sur ce dernier, dans la forme où Despine et nous-même l'avons employé, il calme, il égalise l'action magnétique, il soustrait et attire la *force nerveuse, magnétique,* etc., comme on voudra l'appeler, là où il est appliqué... toujours ? Non, M. J. Monard a lui-même rétorqué sur ce point les affirmations de Despine, mais souvent, surtout lorsqu'on opère sur des sujets doués d'une grande impressionnabilité. A quoi tient donc cette action bienfaisante d'un bijou et, mieux encore, d'une pièce d'or ?

Est-ce à l'or même ? Nous venons de dire qu'il ne réveillait point ; ou bien au cuivre qui entre pour environ un tiers, *en volume,* dans les bijoux et tout près d'un cinquième dans la monnaie ? Évidemment ce dernier métal ne saurait abdiquer, pas plus lorsqu'il est allié à l'or que quand il est associé au zinc, pour former le laiton. Il se comporte alors seulement à la façon d'un acide, de l'acide sulfurique par exemple, que l'on a noyé dans de l'eau à boire. Au lieu d'agir brutalement, d'*enraidir,* de brûler, comme lorsqu'il est employé tout seul, il fait ce que nous venons de dire d'autant mieux qu'il est plus *atténué,* comme dans la pièce d'or, et il le fait sans réveiller, ce qu'il ferait assurément s'il entrait davantage de cuivre dans l'alliage, ou bien si l'on compensait son atténuation par de larges applications, au lieu de se borner à celle d'une simple bague, par exemple, ou même d'une montre pendue au cou. Lorsque ni bijoux ni pièces d'or ne font rien, ou bien le cuivre y est trop masqué par l'or, ou bien la sensibilité du sujet n'est point encore assez développée, et il y a chez lui *aptitude métallique dissimulée.*

Il est évident, par toutes ces raisons, que l'or joue seulement ici le rôle de l'eau vis-à-vis de l'acide dans la limonade sulfurique, qu'il *sert seulement de véhicule au cuivre,* nous voudrions pouvoir dire, et que lui aussi en atténue les effets irritants jusqu'à les rendre agréables.

Cette sensibilité aux alliages ne se manifeste point que dans l'état magnétique. Nous l'avons observée aussi à l'état ordinaire, où mainte fois elle est venue jeter du trouble dans nos explorations. Aussi, ne pouvant point nous servir en métalloscopie de métaux *vierges,* parce que l'expérience nous a appris que généralement ils agissent moins bien, avons-nous soin de n'employer que des alliages du titre le plus élevé.

Donc les observations de A. Despine sont radicalement fausses en ce sens que, sans parler « *des cas nombreux où l'or a échoué, quoiqu'il n'en dise rien* » (J. Monard), — nous venons de dire pourquoi ces échecs, — il attribue à ce métal des effets qui ne lui appartiennent point, ou ne lui ont appartenu en réalité que très-exceptionnellement, lorsque les sujets étaient sensibles tout à la fois à l'or et au cuivre.

Donc A. Despine n'a rien découvert et n'a rien vu que d'autres magnétiseurs n'eussent dû voir cent fois avant lui, sans être plus heureux en fait d'interprétation, d'analyse et de causalité des phénomènes qui s'offraient d'eux-mêmes à leur attention.

Donc il n'y a nul déni de justice à ce que les différents auteurs qui ont parlé du burquisme n'aient point fait mention de son nom, et lorsque MM. Dujardin-Beaumetz et Petit, entre autres, trompés ou séduits par des revendications réitérées, sont venus dire « que *A. Despine avait entrevu la métallothérapie* », ils lui ont fait un honneur auquel il n'avait aucun droit.

A présent il nous resterait à achever d'accomplir le *devoir de conscience* qui nous incombe, en venant nous expliquer complètement sur les origines de la métallothérapie, et à donner, par cette révélation elle-même, à M. P. Despine la satisfaction que nous lui avions promise ; mais une telle question ne saurait être traitée incidemment, et, d'ailleurs, nous n'avons déjà, nous le craignons, que trop abusé de l'hospitalité que le *Lyon Médical* a bien voulu nous accorder.

Quelques mots encore, pour finir, sur des antériorités de métallothérapie externe autres que celle attribuée si gratuitement à Despine.

Antériorités de métallothérapie externe.

Il existe dans la science, comme dans les pratiques populaires, des faits qui témoignent que depuis longtemps déjà l'application des métaux à l'extérieur tenait une certaine place en médecine. Nous avons dit plus haut, sommairement, ce que nous pensions de la thèse que M. Jennings, déjà membre du Collége royal des chirurgiens de Londres, est venu soutenir à Paris, en 1879, sur la métallothérapie. Mais si les interprétations ne valent point la peine qu'on s'y arrête, l'historique dont notre confrère les a fait précéder mérite mieux que ce qu'en dit M. J. Monard, comme s'il avait craint que l'on n'y découvrît quelque antériorité d'une valeur bien autre que celle dont il s'est fait l'apôtre. Cet historique contient, en effet, des faits précis sur l'emploi externe des divers métaux depuis l'antiquité. Mais il y en a bien d'autres que ceux rapportés par M. Jennings. M. P. Despine cite lui-même le cas d'une hystérique, observée par J. Franck, en 1816, à Wilna, « qui était tirée de sa léthargie aussitôt qu'il lui appliquait une montre d'or sur une partie du corps. » Dans une remarquable leçon SUR LA MÉTALLOSCOPIE ET LA MÉTALLOTHÉRAPIE, professée à la Salpêtrière, le 31 décembre 1877, et insérée dans la *Gazette des hôpitaux* des 7, 12 et 14 mars 1878, M. le professeur Charcot s'exprimait ainsi qu'il suit :

« Tous ces faits, comme l'idée théorique qui les relie entre eux, appartiennent à M. Burq ; d'où le nom de *Burquisme* que l'on commence, et c'est justice, à employer comme synonyme de métallothérapie. Cependant il existe dans la science quelques faits antérieurs d'application des métaux chez les hystériques.

« L'observation de ce genre la plus ancienne que je connaisse se trouve dans l'ouvrage de Wichmann, *Ideen zur Diagnostik*, publié en 1778. Il s'agit d'une hystérique chez laquelle les convulsions et les contractures étaient calmées instantanément par l'application d'objets en fer. On s'était assuré que ces objets de fer n'agissaient pas simplement par leur température, par la pression qu'ils déterminaient, etc., d'ailleurs aucun autre métal que le fer ne produisait d'effet analogue sur la malade en question. Wichmann fait remarquer que son observation date de 1769, époque à laquelle, dit-il, il n'était pas encore question de mesmérisme. Wicke (*Monographie des grosses*, Saint-Weit, Tanz, 1844) donne le tableau des essais tentés dans cette voie par différents auteurs et surtout par Sachs, éditeur et commentateur de Wichmann, 1827. Nous y voyons qu'on a employé comparativement plusieurs métaux contre les différents symptômes de l'hystérie et qu'on a cherché à les classer suivant leur efficacité relative. Ces tentatives ne paraissent pas, d'ailleurs, avoir eu de retentissement dans le monde médical et sont tombés dans un oubli complet.

« Vous remarquerez qu'ici il n'est question ni de ce que M. Burq appelle l'idyosyncrasie métallique (en vertu de laquelle le métal apte à produire des effets donnés est toujours le même pour chaque individu, mais variable pour des individus différents), ni de la relation nécessaire entre les effets physiologiques produits par l'application externe du métal et l'action curative du même métal donné à l'intérieur. Or, ce sont là les deux points fondamentaux de la nouvelle doctrine.

« Vous voyez que l'historique de la question se réduit à peu de chose, car je ne considère comme afférents au sujet ni les anneaux de Paracelse, ni le perkinisme, etc. » (In *Gazette des hôpitaux*, 13 mars 1878.)

Faisant l'histoire des applications métalliques en médecine, nous disions, nous, en 1853 dans notre *Traité sur la métallothérapie* et, deux années plus tard, le 22 septembre 1855, dans un feuilleton de la *Gazette des hôpitaux* :

« L'on trouve dans les éphémérides des curieux de la nature l'observation d'une jeune fille qui fut guérie rapidement d'une paralysie nerveuse par une sorte d'armature d'or formée de bijoux et de pièces de monnaie. A peine l'application lui en était-elle faite, que le mouvement revenait dans ses jambes.

« Une dame de la haute société anglaise, auprès de laquelle nous avions été appelé en consultation par Petroz, vers le commencement de 1851, avait trouvé, nous ne savons trop comment, qu'une large médaille en or lui rendait grand service contre une gastralgie rebelle. Aussi la portait-elle habituellement pendue à son cou, au moyen d'un petit ruban de velours de soie qui, lui, *ne la brûlait nullement*. Cette dame, c'est à noter, était un sujet magnétique des plus remarquables.

« M. de B... nous dit avoir connu de nom, en Italie, une grande dame qui se faisait rougir les lèvres en y promenant une ancienne pièce d'or. »

Nous tenons d'un ancien médecin de la marine, le docteur Gaudin, qui a exercé plusieurs années à Vichy, que dans l'Inde certains guérisseurs y font usage alternativement de bracelets d'or et de cuivre, suivant les cas.

Que si des applications d'or nous passons à celles du fer ou de l'acier et du cuivre, les exemples de cette métallothérapie de hasard ici fourmillent. Il n'y aurait point jusqu'aux Celtes qui n'eussent connu les propriétés curatives de l'airain, à en juger d'après la forme de certains objets de ce métal retrouvés dans leurs monuments, nous disait, il y a dix ans, un géologue distingué, M. Duméril fils.

Mais qu'avons-nous besoin d'aller chercher si loin! Qui ne sait les nombreuses applications métalliques populaires qui se faisaient, ou se font encore chez nous, sous forme de boue de rémouleur (toute pleine de parcelles de fer ou d'acier), de clefs, d'armes à feu, pelles et pincettes, etc., ou bien encore sous celle d'un diadème contre les maux de tête qui sont particulièrement fréquents dans les pays froids et humides. Il y a quelque vingt années, dans l'Arctense, en Auvergne, ce diadème, qui portait le nom de *serre-malice*, était aussi vanté qu'il l'est encore en Hollande, dans la province de la Frise, où il a servi de prétexte à une coiffure qui donne au visage un faux air de sphinx.

Et après avoir cité dans le feuilleton de la *Gazette* : — le cas d'un personnage fort connu à Paris, le commandeur X..., qui employait les *vieux* fers de ses chevaux, — vieux parce qu'il les croyait doués de plus de vertu par leur frottement sur le sol, — à se *barricader la nuit*, suivant son expression, contre les crampes auxquelles il était fort sujet depuis des années, et aussi pour faire cesser des érections « qui le tourmentaient fort, assurait-il, *lorsqu'il ne pouvait les utiliser* », et ce vert galant avait alors plus de 80 ans ; ... le cas du général X..., qui, pour atteindre le premier but, couchait habituellement avec un sabre à son côté ; ... celui de M. G..., qui, en 1802, aurait été guéri en Corse d'un tic douloureux de la face par une mâchoire d'acier aimanté, nous citions, en terminant, le fait suivant auquel nous ajouterons quelques détails entièrement inédits qui ne seront peut-être point lus sans intérêt. C'est par là aussi que nous finirons.

Je suis né à Rodez. A la Saint-Jean s'y tenait et s'y tient probablement encore une grande foire toute spéciale pour les bêtes de boucherie. Divers départements circonvoisins envoyaient à cette foire des acheteurs d'importance. L'un d'eux, M. C..., descendait souvent dans ma famille. Or, certain soir il se fit grand bruit au-dessus de la chambre où je dormais. Ce bruit m'éveilla et j'entendis M. C... se quereller à haute voix avec la servante pour obtenir qu'elle allât lui chercher les armes à feu, qu'on reléguait d'ordinaire dans une pièce à part, une fois l'hiver passé. Une pelle et des pincettes à pareil moment, en plein mois de juin !... c'en était assez pour que la pauvre fille se crût en présence d'un fou. Peu rassurée, elle en vint référer à qui de droit, et comme pendant ce temps M. C..., impatienté, pestait et faisait vacarme, « Eh bien ! donne à M. C... ce qu'il te demande, lui fut-il répondu, et puisqu'il ne t'a pas demandé aussi du bois, il est probable que tu ne brûleras pas encore de cette nuit. »

La servante se rendit, et bientôt le calme se fit. Quant à moi, qui étais encore à l'âge heureux où le sommeil est ce qui manque le moins, je ne tardai point à me rendormir, mais toute la nuit je rêvai de pelles et de pincettes.

Le lendemain, à table, le premier soin de M. C... fut de s'expliquer, et voici à peu près textuellement ce qu'il dit :

« Je suis très-sujet aux crampes, la nuit, qui me faisaient autrefois beaucoup redouter le lit. Passant, il y a vingt ans, dans un village de la Lozère, je dus parler le soir de mon infirmité à l'aubergiste, une vieille femme qui s'impatientait de me voir tarder à aller me coucher. Oh ! me dit-elle en son patois, si ce n'est que ça, Monsieur, ne soyez point en peine. Couchez-vous avec la pelle et les pincettes aux pieds et je vous promets que vous dormirez bien. Je fis ce que la bonne femme m'avait dit, et je m'en trouvai si bien que depuis je ne me couche jamais sans me conformer à son conseil. Voilà pourquoi cette nuit j'ai fait tout le tapage dont je vous demande bien pardon. »

Il y a bien des années que le fait que nous venons de raconter s'est passé. Nous étions alors tout enfant et cependant nous voyons encore la figure cyclopéenne de M. C... (il était borgne), et sa pelle et ses pincettes sonnent encore à nos oreilles. Au-delà nous ne nous rappelons presque de rien, et il nous faut revenir quatre ou cinq années en avant pour retrouver des souvenirs aussi précis. Était-ce là signe de prédestination? Le conseil donné si opportunément par la vieille aubergiste à M. C... avait-il fait vibrer quelque fibre spéciale de notre cervelle ? En tout cas ce fait nous a paru valoir la peine de prendre place dans l'histoire du Burquisme, surtout si nous ajoutons que M. C... n'était autre que le frère de Chrétien (de Montpellier), qui tant de fois a dû faire lui-même *inconsciemment* de la métallothérapie interne avec l'or.

Post scriptum. — En fouillant dans un grand carton où, depuis trente années, sont venues s'enfouir des missives de confrères, d'un peu partout, pour m'interroger au sujet de la métallothérapie, nous venons de découvrir, quoi ?... précisément une lettre de A. Despine qui, dans la circonstance, vaut cent fois son pesant du métal qu'il prisait si fort pour ses magnétisées. Voici cette lettre : elle est datée d'Aix et écrite sur papier à vignette qui représente l'établissement thermal.

A Monsieur le docteur Burq, cité Trévise, 8, Paris.

Aix-en-Savoie, 16 février 1854.

Monsieur et très-honoré confrère,

« Permettez-moi d'avoir recours à vos lumières pour un de mes clients, M. le chevalier de C..., atteint de myélite.

« Je désire employer pour lui une de vos *armatures*, persuadé qu'il y a de l'analogie entre le cas de guérison si remarquable mentionné dans un des numéros de la *Gazette des hôpitaux* de mars 1853 et celui dont il est ici question. Je me permettrai d'entrer dans quelques détails, persuadé que la force de ces armatures doit varier en raison de la nature et de la variété des maladies.

« M. de C... est âgé de 53 ans. En 1826 il fit une chute de cheval; six mois après la transpiration des pieds fut interrompue.

« Depuis deux ans, il y a douleurs lombaires, faiblesse de la vessie et des extrémités inférieures. L'irritabilité de la peau est extrême, c'est à peine s'il peut supporter le contact et le frottement des draps de son lit. Les muscles gastrocnémiens sont atrophiés. Il éprouve au pharynx une sorte de râclement comme pour régurgiter ; il digère moins facilement les liquides que les substances solides. Il a généralement trois selles par jour de consistance molle. Suintement au scrotum ; a eu plaques dartreuses au bras. Les ongles sont devenus friables. Quant aux fonctions mentales, la mémoire seule a faibli.

« Veuillez avoir la bonté d'adresser l'*armature* aimantée que vous croirez la mieux adaptée à ce cas (ayant soin d'indiquer la manière de l'appliquer) à M. de C..., maison de l'Arc-Romain à Aix–les–Bains (Savoie).

« Étant appelé à voir chaque année pendant la saison des eaux un grand nombre de malades, j'aurai le plus grand plaisir à leur faire connaître votre genre de traitement.

« Veuillez agréer, etc.

Dr DESPINE,

Médecin inspecteur des eaux d'Aix. »

A. Despine, l'auteur de la Métallothérapie de 1820, demandant conseil à son plagiaire pour un de ses malades, et confondant les effets de l'aimant avec ceux des métaux ! Il faut convenir que le hasard, quand il s'en mêle, fait de singulières choses ; et ne serait-ce point le cas de paraphraser ici ces mots du critique : « Que de beautés auxquelles Virgile n'a jamais songé ! »

(Extrait du *Lyon Médical* des 5, 12, 26 décembre 1880,
9 janvier, 6 février 1881.)

LA MÉTALLOTHÉRAPIE

DEVANT LE

BULLETIN DE THÉRAPEUTIQUE

ET LES ACADÉMIES PENDANT TRENTE ANNÉES

AVANT-PROJET D'UNE INSTITUTION SCIENTIFIQUE LIBRE

POUR ASSURER LA MARCHE DE TOUT PROGRÈS

Il se présente parfois des contrastes ou coïncidences bien étranges jusque sur le terrain de la science.

Pendant que nous étions en train de défendre notre découverte dans le *Lyon Médical*, pendant que surgissaient, de toutes parts, de nouveaux faits qui achevaient de mettre hors de doute sa réalité et son importance, un de ces vénérables représentants du passé qui ne peuvent se soumettre à cette loi de par laquelle les heureux survivants de générations qui ont vécu doivent, à un moment donné, savoir se résigner à une honorable retraite, sous peine d'être pris à singulièrement retarder, M. le docteur Briquet, venait tout à coup fondre sur la Métallothérapie, qui n'avait point eu d'autre tort envers lui que d'avoir raison contre ses propres dédains, ne prétendant rien moins qu'à en faire table rase.

Il nous a paru aussi piquant qu'instructif, à plus d'un titre, de mettre en regard l'attaque et la défense à la suite des revendications de MM. Despine et Monard.

La levée de bouclier de l'ancien médecin de la Charité, pour protester sans doute contre les suffrages de la Société de biologie, tant en son nom qu'en celui de ceux de ses non moins vénérables collègues qui, durant trente années, ne voulurent non plus rien entendre de la métallothérapie, n'était que l'avant-coureur d'un fait plus grave.

Presque au même moment où M. Briquet exhalait sa mauvaise humeur, l'on verra tout à l'heure en quels termes désobligeants pour des savants et d'éminents confrères, et que le vieil académicien semblait avoir pris à tâche de témoigner grandement des torts qu'eurent les fondateurs de nos deux Académies de ne point avoir la sagesse d'appliquer aux membres *titulaires* la limite d'âge qui est de règle, partout ailleurs, pour faire place à l'honorariat, il partait de l'Académie des sciences une décision majeure pour le Burquisme, sur laquelle nous nous expliquerons plus loin, mais qui, disons-le déjà, venait tout au moins démontrer, une fois de plus, combien Rayer et notre grand physiologiste Claude Bernard qui, mieux que personne, étaient à même de connaître par où pèchent les deux grandes Institutions scientifiques qu'ils avaient présidées l'un et l'autre, avaient raison lorsqu'ils vinrent un jour fonder cette Société vaillante, si pleine de sève et d'avenir et toujours à la peine : nous avons nommé la Société de biologie. L'exemple étant donné, vint après l'Association française pour l'avancement des sciences, fondée encore par un membre de l'Institut, qui porte un nom illustre entre tous, le baron Thénard.

Ce sont là assurément de très-grands progrès, mais est-ce bien assez? N'y a-t-il point à faire, nous ne dirons pas mieux, mais davantage? Persuadé qu'il y a encore un grand *desideratum* à remplir, nous profiterons de la circonstance que nous offre cette publication pour dire ce qui, suivant nous, pourrait être fait pour assurer la marche de tout progrès, sans imposer à personne des sacrifices impossibles.

Voici d'abord l'attaque de M. Briquet, telle qu'elle a paru dans le *Bulletin de thérapeutique* du 30 novembre.

DE LA MÉTALLOTHÉRAPIE

ET DU TRAITEMANT
DES TROUBLES DE LA SENSIBILITÉ CHEZ LES HYSTÉRIQUES
PAR L'ÉLECTRICITÉ,

Par le Dr BRIQUET,

Médecin honoraire des hôpitaux, Membre de l'Académie de médecine.

« Depuis quelques années, l'attention du monde médical est tenue en éveil par une série incessante de publications parties de tous les pays du monde, relativement à un fait pathologique fort curieux, fort inattendu, et n'ayant guère de rapport avec ce qu'on connaissait en pathologie, mais que, cependant, j'avais déjà observé dans le passage de l'hémianesthésie d'un côté du corps à l'autre.

Un médecin, M. Burq, avait, il y a quelque quarante ans, annoncé qu'on faisait cesser, à l'instant même, les crampes chez les malades atteints du choléra, en appliquant sur le lieu où étaient les douleurs des plaques de cuivre, ce qui indiquait, selon lui, que le cuivre pris à l'intérieur devait être un bon remède contre le choléra asiatique.

Cette découverte obtint généralement peu de créance de la part du public médical, qui parut avoir une médiocre confiance dans la nouvelle thérapeutique, que son auteur appelait la *Métallothérapie.*

La nouvelle doctrine en était là, lorsqu'en 1878, une Société de médecine, composée de travailleurs habiles, intelligents, actifs, mais assez peu disposés à juger *in verba magistri*, mue par je ne sais trop quel motif, peut-être par amour pour la vérité, eut un jour la fantaisie de savoir précisément à quoi s'en tenir sur la métallothérapie, et elle chargea une commission composée de ses membres les plus distingués, MM. Charcot, Dumontpallier et Luys, d'étudier les faits et de lui en faire un rapport.

Cette commission constata bientôt qu'il y avait quelque chose de réel au milieu de tout ce qui était avancé, et que, comme l'avait prétendu M. Burq, l'application de plaques de métal pouvait rétablir la sensiblilité disparue de la peau.

Seulement la commission reconnut que l'anesthésie de la peau s'accompagnait ordinairement d'entraves dans la circulation capillaire locale — circonstance qui constitue une grande partie du phénomène, et dont M. Burq ne s'était pas aperçu. Mais la métallothérapie était née sous une mauvaise étoile et avec le vent contraire. Il se trouva que dans les restaurations de la sensibilité tout n'était pas bénéfice, et l'on s'aperçut bientôt qu'une partie de que ce qu'on gagnait d'un côté était presque perdu de l'autre.

Ainsi l'un des expérimentateurs, M. Gellé, fit remarquer à ses collègues qu'après avoir rétabli plus ou moins difficilement l'audition de l'oreille droite, par exemple, l'oreille gauche se trouvait avoir perdu de son acuité dans la même proportion. On avait également trouvé que dans des cas d'hémianesthésie, quand on avait restauré la sensibilité d'un côté du corps, la sensibilité de l'autre côté laissait beaucoup à désirer. En somme tout n'était pas gain dans ces restaurations.

M. le professeur Eulenberg constata ensuite, de son côté, que l'économie ne subissait pas, d'une manière passive, toutes les modifications qu'on voulait lui imprimer. Ainsi que si l'on produisait une augmentation de l'action vitale dans une des moitiés du corps, il se faisait aussitôt une diminution de cette action de l'autre moitié, et *vice versà* il s'y faisait une diminution.

Tout cela paraissait faire craindre que les restaurations de la sensibilité ne fussent ni assurées ni complètes, et qu'il n'arrivât d'un moment à l'autre quelque mécompte.

C'est en effet ce qui eut lieu. Un beau jour il se trouva qu'après avoir rétabli, sous l'influence d'une application métallique, la sensibilité d'un côté du corps elle avait, en échange, complètement disparue de l'autre côté.

La nature est toujours la même, ses actes ne changent pas, car autrefois, lors des miracles du cimetière de Saint-Médard, les choses se passaient ainsi, témoin ce décroteur à la royale, si connu, estropié du côté gauche, qui, par faveur spéciale, devint boiteux de l'autre pied.

Tout extraordinaire que paraisse ce fait de déplacement de la sensibilité, il est plus simple qu'on ne le croirait au premier abord. M. Proust a constaté que la circulation capillaire entravée dans l'anesthésie n'entrait pour rien dans ces déplacements de la sensibilité. De plus, il est constaté que dans tous les cas d'hémianesthésie, il y a une paralysie plus ou moins profonde des muscles des membres ; or, dans les faits de translation il n'est pas fait le moins du monde mention de paralysies.

En résumé, dans ces faits très-curieux, et peu en harmonie avec les actes ordinaires de la pathologie, il n'y a qu'un déplacement de la sensibilité. Notre bien honorable collègue, M. Bernutz, me paraît avoir dit avec justesse que les hystériques chez lesquelles se font la plupart de ces locomotions, sont remarquables par la facilité avec laquelle les fluxus se font chez elles.

La commission qui la première a observé ces faits a cru devoir les désigner sous le nom de *transfert*, terme impropre, attendu que, d'après le Dictionnaire de l'Académie, ce terme se rapporte exclusivement à une certaine opération financière, et dans les autres cas il faut se servir des mots *transport* ou *translation*.

Quoi qu'il en soit, ce mouvement de translation ne peut servir à rien : d'abord on n'est pas maître de la reproduire à volonté, et d'un autre côté il est préjudiciable aux malades.

Les sujets sur lesquels a expérimenté M. Proust ont, quoiqu'ils eussent à y gagner, positivement refusé de continuer à se soumettre à l'aimant, à cause des souffrances, des malaises et des douleurs d'estomac qu'ils avaient éprouvés.

Enfin, l'aimant retiré ou même, ce qui est plus grave pour la théorie et pour les explications, les aimants laissés, tout disparaît et chaque chose se rétablit dans son état primitif.

On comprend que ces faits n'aient point été sans écho, et qu'ils aient été répétés, variés et expliqués dans toutes les parties du monde, tant en France qu'à l'étranger, et que partout ils y aient été accueillis de manières très-diverses.

On comprend encore très-bien comment il s'est fait qu'on ait bientôt reconnu que les métaux ne jouissaient pas seuls de la propriété esthésiogène, et que des plaques de bois, de liége, de glace, des linges mouillés jouissaient de la même propriété.

Enfin, comme complément, il a été bien positivement établi que, dans la grande majorité des cas, la restauration de la sensibilité n'était que momentanée, et que bien souvent elle disparaissait promptement.

Ces faits bien constatés, on se demande si l'on peut en tirer quelque chose, soit pour la science médicale, soit pour la thérapeutique.

Dans la pensée de l'auteur de la méthode et dans celle de quelques personnes qui ont suivi ses doctrines, leur application au traitement des maladies n'était pas douteuse : toutes les fois qu'un métal réussissait dans ses applications sur la peau, c'est qu'il convenait au malade et il réussissait toujours administré à l'intérieur. De là les succès du cuivre dans le choléra. Cependant ce médicament déclaré spécifique du choléra, depuis cinquante ans, n'est pas encore entré dans le traitement de cette maladie.

En 1878, les applications de pièces d'or faisaient merveilles, d'où la conclusion que l'or soluble devait être un excellent médicament pris à l'intérieur : malheureusement il a constamment échoué et l'on a été obligé de l'abandonner.

Enfin, il est un médicament, le fer à l'état métallique,

qu'on est obligé d'administrer fréquemment dans l'hystérie, à raison de l'état anémique des malades chez lesquelles il réussit constamment. Chez elles les plaques de fer devraient opérer des miracles ; or, le fer se trouve être sur elles le plus impuissant des métaux.

Il suffit de ces faits observés en grand pour juger de la valeur de la médication métallothérapique prise à l'intérieur.

Il ne reste plus que les applications à l'extérieur dans les cas d'anesthésie.

Or, on a vu que : 1° Dans ces cas de restauration de la sensibilité étaient presque toujours momentanés ;

2° Qu'en y regardant de près et avec attention, la restauration, bien que momentanée, était compensée par une perte équivalente ;

3° Qu'il n'y avait aucun ordre, aucune règle d'après lesquels on pourrait procéder au choix du métal à employer ;

4° Qu'il pouvait arriver qu'on tombât sur un métal qui ne convenait pas, et qu'alors tout l'édifice de la restauration pourrait s'écrouler à l'instant même ;

5° Enfin, on peut être surpris par une translation de la sensibilité dont rien n'a prévenu, et qui paraît n'être pas sans inconvénient.

En définitive, comme il n'y a pas eu une seule explication satisfaisante de ces phénomènes, on ne sait ce qu'on fait, ni où l'on va, et tout médecin qui ne veut pas se compromettre ne peut adopter une pareille manière de faire.

Dans cet état des choses, j'ai pensé qu'il serait peut-être bon de rappeler une pratique qui a été journellement employée, pendant vingt ans à la Charité, avec un succès constant par un homme dont l'habileté est encore connue de tous. »

Suivent les expériences faites par Duchenne (de Boulogne) avec l'électricité dans le service de M. Briquet, précédées de ce lénitif :

« On a en général été fondé à attribuer la guérison de l'anesthésie à la faradisation, parce que ordinairement l'amélioration était brusque, assez souvent à l'instant même, et d'autres fois le lendemain. On a plusieurs fois employé concurremment, quand les choses ne marchaient pas assez vite, les onctions avec l'huile de croton, le liniment ammoniacal et les sinapismes. »

(Extrait du *Bulletin de thérapeutique* du 30 nov. 1880.)

Nous ne ferons suivre cette note d'aucun commentaire. Nous nous bornerons, pour en marquer déjà la valeur et l'esprit, à relever ces mots par lesquels débute M. Briquet : « Une Société de médecine..., *mue par je ne sais trop quoi, peut-être par amour pour la vérité, eut un jour la fantaisie...* »

De telles paroles à l'adresse d'une Société savante sur laquelle planera si longtemps encore la grande ombre de Claude Bernard, qui la présida jusqu'à la fin de sa vie ; qui, malgré l'humble salle où se tiennent ses séances, malgré les modestes siéges sur lesquels aiment à venir prendre place des savants qui ont nom Bouley, Paul Bert, Berthelot, Brown-Séquard, Marey, Charcot, Dumontpallier, etc., etc., attire déjà tous les regards au détriment de ses sœurs aînées, seraient-elles excusables dans une bouche autre que celle de l'octogénaire qui les a proférées ? Et quelle démonstration plus éclatante de la nécessité qui s'impose aux Académies de recourir, sans plus tarder, au remède de l'honorariat, si elles ne veulent point achever de se laisser annihiler par les jeunes Sociétés qui se forment autour d'elles et sans elles ?

Une réponse ne devait point se faire attendre, ne fût-ce que pour ne pas laisser nos adversaires se prévaloir de notre silence. Cette réponse la voici.

A Monsieur le Docteur **DUJARDIN-BEAUMETZ**

Secrétaire de la Rédaction du *Bulletin de Thérapeutique*.

RÉPONSE A M. LE DOCTEUR BRIQUET

ou

LA MÉTALLOTHÉRAPIE DEVANT LES ACADÉMIES

PENDANT TRENTE ANNÉES

Par le Docteur V. BURQ.

« Je viens de lire la note que M. le docteur Briquet a publiée dans le dernier numéro du *Bulletin de thérapeutique*. C'est *avec tristesse* que je me vois dans la nécessité d'y répondre. Tout en conservant pour M. Briquet les sentiments d'estime et de respect que commandent sa haute position médicale et son grand âge, il me faut, en effet, déclarer que ce vénérable maître a rédigé cette note sur la métallothérapie sans s'être donné la peine d'étudier la question avec cette sagesse d'observation dont il a jadis donné des preuves dans ses études sur l'hystérie.

Les honorables savants, MM. Charcot, Luys et Dumontpallier en tête, qui ont sanctionné la métallothérapie par leurs suffrages, après s'être longuement occupés de voir de près ce qu'elle contenait en réalité, ne sont guère épargnés non plus, implicitement, par l'ancien médecin de la Charité. Je dois donc rester convaincu que M. Briquet n'a même point lu les rapports à la Société de biologie qu'ont signés les maîtres que je viens de nommer, pas plus que la revue si complète de notre distingué confrère le docteur Petit (1) sur

---

(1) M. le docteur Petit, sous-bibliothécaire de la Faculté, a publié, dans le *Bulletin de thérapeutique*, sous ce titre : LA MÉTALLOTHÉRAPIE, SES ORIGINES ET LES PROCÉDÉS QUI EN DÉRIVENT, une série d'articles très-remarqués, qui ont été tirés à part par Octave Doin, éditeur, place de l'Odéon, 8. Nous y renvoyons le lecteur.

le même sujet, comme il a ignoré complètement les trois rapports de ses éminents collègues Michel Lévy, Vernois et Devergie sur la question spéciale du cuivre contre le choléra, ainsi qu'en témoigne cette étrange assertion : que je me serais basé sur l'action du cuivre extérieurement contre les crampes des cholériques pour le conseiller contre le choléra lui-même.

Dans le cas, cependant, où M. Briquet aurait parcouru ces travaux si consciencieusement élaborés, tous ceux qui sont au courant de la question penseront certainement avec moi qu'il n'en a gardé aucun souvenir.

Il me serait facile de prouver qu'il n'est pas une seule des propositions consignées dans la note publiée par le *Bulletin* qui ne soit une erreur. Cette démonstration je la voudrais faire, non avec des documents à moi, mais avec les travaux d'autrui. Je me bornerai aujourd'hui à renvoyer M. Briquet à ces derniers et à me permettre de lui conseiller de relire attentivement ce que des savants, très-autorisés en France et à l'étranger, ont écrit sur la métallothérapie expérimentale. J'estime que c'est là la seule réponse que j'aie à faire mon honorable contradicteur.

Mais, puisque j'ai parlé de tristesse, permettez-moi, très-honoré confrère, d'achever de justifier cette expression par une réflexion, entre autres, à laquelle certain fait qui vient de se passer au sein d'une commission de l'une de nos premières Sociétés savantes ajoute de l'actualité.

Durant plus d'un quart de siècle, je n'ai cessé d'avoir pour objectif de convaincre les maîtres qui m'avaient montré le chemin et les confrères qui étaient appelés soit à leur succéder, soit à les suivre. C'est pour ces maîtres et confrères que je passai ma vie à expérimenter la métallothérapie dans presque tous les hôpitaux de Paris ; c'est pour eux que j'entassai notes et mémoires, — plus d'un cent certainement à cette heure... ; c'est pour obtenir leurs précieux suffrages que je me condamnai volontiers à une règle de conduite qui ne fut pas moins préjudiciable aux malades qu'à mes intérêts personnels. Et voilà que l'un de ces maîtres les plus actifs et qui, plus que tout autre, avait intérêt à connaître mes travaux, puisqu'ils portent particulièrement sur un sujet qui fut l'objet de ses études de prédilection, vient fournir la preuve flagrante que jamais il ne descendit à regarder au fond de mes recherches, et que, tout au plus, il sut par ouï-dire les expériences dont j'avais rendu témoins des maîtres comme Rostan, Trousseau, Tardieu, Robert, Beau, Horteloup (père), etc., etc., pour ne parler que de ceux qui ne sont plus !!

Comment s'étonner, dès lors, que la métallothérapie ait mis plus de trente années pour arriver au point qu'elle dépassera demain, lorsque certains hommes, trop inféodés au passé, ou trop engagés par leur persistance dans des dénégations injustifiables pour se décider à se montrer enfin équitables envers son auteur, ne seront plus là pour retarder encore, en son chemin, une découverte aujourd'hui devenue classique puisque, sans parler des rapports, des publications nombreuses, des revendications même dont elle a été l'objet, des maîtres en ont traité dans de savantes leçons et des thèses se soutiennent à son sujet dans les Facultés, à l'Étranger comme en France ; une découverte qui a fait le tour du monde, on peut le dire aussi sans emphase, et, chose bien propre à nous consoler de tous nos déboires présents et passés, qui est saluée partout du nom de BURQUISME de par la conscience publique, notre juge souverain à tous ?

Comment ne pas faire des vœux pour qu'un pareil déni de justice et délit de lèse-humanité ne puisse plus jamais se renouveler, pour que la Science cesse de dédaigner les humbles, *parvulos*, comme il est dit dans le livre divin, qui souvent ne sont restés dans ses derniers rangs que parce qu'ils crurent mieux la servir en s'attachant à lui frayer des voies nouvelles plutôt qu'à suivre les sentiers battus, ou parce qu'ils avaient négligé de s'assurer avant tout le patronage des puissants, qui sont plus particulièrement les dispensateurs officiels des honneurs et des récompenses ?

Et comment enfin ne pas se préoccuper de trouver un

remède qui fasse que toutes les questions, quelles qu'elles puissent être, n'aient plus à se heurter à des préjugés ou à un parti pris, voire même à des prétentions à une sorte d'infaillibilité et, ce qui est pire encore, à une immobilisation — je n'ai point dit caducité — née de la pérennité dont jouissent les membres titulaires d'Institutions scientifiques où semble s'être réfugiée la féodalité d'autrefois ? Ce remède, nous en savons un de radical, mais ce n'est ici ni le lieu ni le moment d'en parler. »

(Extrait du *Bulletin de thérapeutique* du 30 déc. 1880.)

Dans le *Bulletin de thérapeutique*, nous n'avions ni la place ni toute la liberté voulues pour nous expliquer. Nous allons le faire maintenant sans nous départir toutefois de la déférence dont nous n'avons cessé de donner de si grandes preuves. Plus d'une fois nous avons bien pu gémir plus ou moins haut de lacunes ou d'abus contre lesquels tous les intéressés protestent, prétendre en quelque sorte, par notre insistance à les interroger, que les Académies n'ont point été instituées seulement pour faire leurs propres affaires, nous voulons dire traiter les questions qui ont le don de leur plaire et mettre en une sorte d'interdit celles qui, pour une raison ou pour une autre, n'ont pas le même avantage. Il a bien pu aussi nous arriver de dire à demi-voix que ce n'est point précisément pour récompenser surtout les aides, élèves ou amis des différents maîtres qui en font partie que ces corps savants ont reçu de généreux donateurs des sommes considérables ; ... que les libéralités de ces donateurs ne reçurent pas toujours leur affectation spéciale. Mais à Dieu ne plaise que nous eussions jamais manqué de respect envers aucun des hommes de science qui ne doivent qu'à eux seuls la haute situation dont ils se montrent fiers, à juste titre, ni qu'il nous vînt même à la pensée de changer ici d'attitude.

AVANT-PROJET

D'UNE

INSTITUTION SCIENTIFIQUE LIBRE

BASÉE SUR LE SUFFRAGE DIRECT DE TOUS LES INTÉRESSÉS

Il y a quelque trente années la métallothérapie osa faire son entrée dans la salle des thèses de la Faculté. Les faits nouveaux qu'elle apportait étaient fort étranges sans doute, entachés même d'une origine quelque peu suspecte qui perçait au travers des lignes, soit encore ; mais d'autres noms que le nôtre les avaient signés, et trois de nos juges, — Vigla, Tardieu et Rostan (*Président*), — que nous avions pris nominativement à témoins, étaient là qui en témoignaient, et de reste, par leur silence aussi bien qu'en paroles. Il n'y avait donc qu'à s'incliner devant ces faits, quelque violence qu'ils fissent aux croyances enseignées. Mais tel ne fut point l'avis d'un quatrième juge, trop malicieux pour ne point deviner ce que nous n'avions pas voulu dire et trop imbu de préjugés pour nous le pardonner. Après s'être fait très-visiblement violence pour contenir l'orage qui grondait en lui — nous avions été même jusqu'à oser venir parler un peu du magnétisme animal dans le sanctuaire — pendant, qu'à la faveur de quelques compliments de circonstance, il aiguisait sans doute la lame dont il allait se servir, il darda sur nous ses yeux tout pleins de feu, et nous jeta à la face ces paroles qui retentissent encore à nos oreilles : « Je ne puis espérer, Monsieur, que mes remontrances vous feront sortir de la voie malheureuse dans laquelle je vous vois engagé, mais je me dois à moi-même de vous prédire *que vous passerez votre vie à poursuivre une chimère...* (sic). »

Au lendemain de ces sinistres avertissements nous nous en allions remercier notre cher président d'avoir, par son attitude, assuré notre réception, et, comme nous lui parlions de notre meurtrissure de la veille : « Sachez, mon jeune ami, dit Rostan , *que toutes les vérités ne sont pas bonnes à dire, même sur le terrain de la science* ». Et un profond soupir s'échappa de la poitrine de cet excellent maître, comme pour nous rappeler que, lui aussi, avait eu à souffrir grandement à ses débuts, pour n'avoir point tenu plus de compte des vieilles pudeurs et des anathèmes de l'École, ainsi qu'il appert de son article MAGNÉTISME ANIMAL dans le dictionnaire en 21 volumes qui suivit celui des frères Panckouke.

Voilà donc sous quels auspices se fit notre entrée, en l'année 1851, dans la vie professionnelle. Reconnaissons aujourd'hui que le juge en question n'avait point tout à fait tort dans ses tristes prévisions, et rendons-lui cette justice que sa haute situation ne lui permit que trop souvent de nous prouver qu'il ne dépendrait point de lui qu'il n'eût raison jusqu'à la fin. Seulement le maître, ironie du sort qui dut, à certain moment, lui apparaître bien amère, avait oublié de prophétiser aussi que ce serait un jour par lui-même qu'un bien avisé confrère, le docteur Azam (de Bordeaux), ferait rapporter en grande pompe le magnétisme animal au sein de l'Académie des sciences , sous le vocable trompeur d'Hypnotisme. Nous avons nommé le professeur Velpeau, dont, personne plus que nous ne respecte la mémoire.

Notre expérience des difficultés à peu près insurmontables qu'il y a à faire triompher une idée nouvelle pour quiconque se trouve dans la classe des *parvulos* que nous disions fut bien longue et bien cruelle ; et cependant la métallothérapie n'en avait pas encore fini avec la Science officielle.

Pendant que M. Briquet s'efforçait d'atténuer la portée de la leçon que lui avait infligée la Société de biologie, on a vu en quels termes, notre candidature aux prix Montyon reparaissait à l'Académie des sciences, devant la section de médecine et de chirurgie, dans les conditions que voici :

Le président de la Commission des prix, le professeur Gosselin, avait envoyé à l'hôpital de la Pitié des cas de contracture, et ces cas, jusque-là rebelles à tous les moyens de traitement, chirurgicaux comme médicaux, M. Dumont-pallier les lui avait renvoyés guéris après un court traitement par la métallothérapie externe et interne associées.

L'éminent rapporteur de notre candidature, le professeur H. Bouley, s'était donné la peine de venir assister à nos expériences de la Salpêtrière.

Le professeur Marey en avait fait tout autant.

Un quatrième juge, le professeur Vulpian, qui jouit d'une autorité si grande et par ses travaux et parce qu'il se trouve devenu maintenant le seul médecin en exercice dans la section de médecine proprement dite, était aussi venu à la Salpêtrière et, à la suite, avait pu opérer lui-même une véritable résurrection avec les sels d'or sur une malade de son service, à l'hôpital de la Charité, dont ce savant maître a bien voulu nous autoriser à publier l'observation, et, s'il ne se sentait point encore suffisamment éclairé pour asseoir un jugement équitable, son éminent collaborateur et ami, le professeur Charcot, était là pour achever de l'édifier.

De plus, l'Académie de médecine, qui ne pouvait point être suspecte d'une tendresse exagérée pour la métallothérapie, avait, deux années auparavant, lors du concours du prix Barbier, sanctionné les suffrages de la Société de biologie qui venait de nous décerner deux annuités du prix Godard, à l'unanimité des voix moins une, et engagé par là même les votes des membres de la Commission, qui tous en font partie, s'ils ne l'eussent été déjà par une précédente Citation.

D'autre part, la métallothérapie, qualifiée en certaine circonstance par un maître des plus autorisés : « *L'une des plus grandes découvertes de l'époque* », qu'on nous pardonne d'être obligé de le répéter, avait fait grand bruit un peu partout, en Amérique comme dans la vieille Europe. Nombre de Sociétés savantes s'en étaient occupées, soit par elles-mêmes, soit par divers de leurs membres les plus autorisés, et si l'interprétation des faits avait trouvé des contradicteurs, leur réalité n'avait été mise en doute par personne.

Mais ce n'est pas encore tout.

Pendant que la métallothérapie faisait sa réapparition au sein de la Faculté dans des thèses pour le doctorat, voire même pour l'agrégation ; pendant que des maîtres achevaient de la rendre presque classique par de savantes leçons ; les rapports de la Commission de la Société de biologie avaient !mis en éveil les esprits. Nombre d'expérimentateurs, guidés par des sentiments divers, s'étaient mis à l'œuvre, et avaient entrepris des études nouvelles qui sur les aimants et l'électricité statique oubliées, qui sur les courants électriques faibles, qui sur une meilleure application de la faradisation, qui sur les agents thermiques, qui sur l'action des vésicatoires, des sinapismes et des excitants de toutes sortes, qui sur celle de l'application de bois de différentes essences, etc., etc., et de tout cela il était résulté tout un grand chapitre qui a désormais sa place, en physiologie comme en thérapeutique, sous le titre d'Esthésiogénie.

La consécration suprême de notre découverte ne semblait donc pas douteuse. Nous pouvions donc espérer que l'Académie des sciences ferait, à son tour, acte de réparation complète envers nous, ne fût-ce que pour ne pas ajouter un nom de plus à la liste déjà si longue de tous les inventeurs méconnus. Malheureusement :

M. Marey se trouvait empêché à Naples ;

Claude Bernard, qui avait été l'instigateur, il se pourrait dire, des deux Rapports dont le monde savant est redevable à la Société de biologie, puisque c'est lui-même qui avait fait nommer la Commission, n'était plus là pour faire prévaloir nos droits ;

M. Bouley, l'éminent rapporteur de notre candidature, et l'illustre directeur du Muséum, M. Milne-Edwards, furent les seuls, nous ne saurions trop leur en témoigner notre profond gratitude, qui voulurent bien se les rappeler et les défendre devant ceux de leurs savants collègues qui les avaient oubliés, ou qui avaient un motif pour ne point s'en souvenir ; et malheureusement ce furent ces derniers qui triomphèrent, et formèrent contre le Burquisme une majorité d'autant plus facile que 3 *commissaires sur* 9 se trouvaient empêchés par l'âge ou la maladie.

Espérons qu'un jour viendra où l'Institut, mieux inspiré pour lui-même, nous rendra enfin justice entière... à nous-même ? les années sont venues, hélas ! et avec elles de cruelles infirmités qui nous font chaque jour nous demander si le lendemain nous y serons encore, mais à notre œuvre, dans la personne de nos successeurs.

Mais n'est-il donc aucun remède à opposer à un état de choses qui rappelle si bien le *bon plaisir* d'autrefois ?.. Et ceux-là seulement qui savent diriger un objectif de microscope sur les infiniment petits, compter les globules contenus dans un millimètre cube de sang, faire la part des blancs et des rouges, etc., ou bien qui auront fait des hécatombes de chiens, de lapins, de cobayes, voire même de grenouilles, et Dieu nous garde d'en médire, puisque nous nous sommes mis aussi sur la conscience un certain nombre de ces pauvres victimes, lorsqu'il y a une dizaine d'années, nous entreprîmes dans le laboratoire de la pharmacie de l'hôpital Lariboisière, avec le concours du pharmacien en chef, notre savant ami le docteur Ducom, des expériences à l'effet de démontrer, *les premiers*, l'innocuité relative des sels de cuivre, ceux-là, disions-nous, appartiennent-ils donc exclusivement à la classe des prédestinés ?.. Sont-ce les seuls qui fassent œuvre pie devant la science, et est-ce donc pour eux seulement qu'ont été tressées les couronnes académiques ?

Aujourd'hui sans doute, depuis que le professeur Velpeau nous admonestait de la belle façon, les choses ont bien changé. Le professeur Charcot parle maintenant de magnétisme et d'hypnotisme, et en fait couramment dans son service à la Salpêtrière, sans que ses collègues de la Faculté ou de l'Académie aient été vus, que nous sachions, tenir conseil pour le lapider, ni même l'exclure de leur sein.

D'autre part, la Société de biologie vers laquelle notre bonne étoile nous avait fait nous retourner, en 1876, a prouvé, et de reste, dans la question de la métallothérapie que les paroles si décevantes de Rostan avaient cessé d'être absolument vraies. Mais à quel prix ? La Commission qu'elle avait instituée pour en connaître a dû fonctionner tout près de deux années, et se réunir un grand nombre de fois tout aux extrémités de Paris, à la Salpêtrière. Si la chose a été relativement facile pour deux de ses membres, MM. Charcot et Luys, qui ont un service dans cet hospice, que n'a-t-il point fallu de zèle et d'abnégation à son honorable secrétaire rapporteur, M. Dumontpallier, pour ne manquer, lui, à aucune réunion, rédiger sur l'heure les procès-verbaux de séances, qui, plus d'une fois, durèrent toute une matinée et au delà, et ensuite couronner magistralement l'œuvre de la Commission par deux rapports qui contiennent ensemble presque la matière de tout un volume. Il y a là un fait sans précédent, à moins qu'on ne remonte jusque vers l'époque de la constituton récente de l'Académie de médecine.

De pareils miracles sont-ils encore possibles avec des maîtres que les malades assiègent et qui peuvent à peine suffire à leurs occupations journalières, sans parler de tous ceux que l'âge ou les infirmités ont annihilés ? Notre tort à nous, notre folie, si l'on veut, fut de persister à le croire et de rendre toute manifestation de bon vouloir à notre égard de plus en plus impossible par l'apport incessant de nouveaux matériaux. Il y a donc nécessité d'un remède radical pour faire cesser un état de choses qui est si préjudiciable aux intérêts des travailleurs, comme de la science elle-même acculée ici à une impasse. En voici un. Nous l'empruntons à une motion que nous devions faire, en 1878, dans une des réunions que l'Association française tint cette année au lycée Saint-Louis. Ce n'est là qu'une ébauche préparatoire ; mais, comme les circonstances qui nous empêchèrent de faire notre motion sont loin de nous laisser espérer que nous pourrons être plus heureux à une autre session, nous avons cru devoir d'ores et déjà livrer notre idée. Que si elle est bonne et pratique, puisse quelqu'un de plus heureux la reprendre et la faire fructifier.

Messieurs,

Laissez-moi saluer en vous une ère nouvelle. En invitant les plus humbles serviteurs de la science à venir prendre place sur ces bancs à côté des maîtres que j'y vois, et qui n'y sont venus, je le suppose, que parce que dans une autre enceinte il n'y a point l'air vivifiant que l'on respire dans vos grandes assises ; en n'obligeant personne à comparaître devant vous ni en toque ni sous l'hermine pour avoir droit d'être entendu, vous avez fait beaucoup déjà. Mais ce n'est point assez. Ce qui vous incombe maintenant, ce que les amis du progrès ont droit d'attendre de vous, c'est de vous voir faire cette chose qui serait autant votre gloire qu'elle est devenue, suivant moi, une nécessité, mettre les institutions scientifiques d'accord avec nos institutions politiques. La science a bien son Sénat, et ce Sénat, il n'est aucune institution parmi vous qui n'aspire, avec raison, à en faire partie ; mais elle a toujours manqué d'une chambre élective, qui fasse, elle, ce qui est matériellement impossible, le plus souvent, aux Académies, quelque bonne volonté qu'elles puissent avoir de s'acquitter de leur haute mission.

Eh bien ! pourquoi ne doteriez-vous pas vous-même la science de cette chambre qui lui infuserait une vie nouvelle dont, par vos réunions mêmes, vous témoignez si bien qu'elle a tant besoin, au moyen de délégués qui auraient la charge de continuer votre œuvre dans l'intervalle de vos sessions, de recevoir et d'examiner, à loisir, toutes les communications et de préparer la matière de vos réunions à venir ?

Si j'avais quelque autorité auprès de vous, je vous dirais : Tracez un programme, nommez, vous aussi, une commission de permanence, puis faites un double appel à notre généreuse République et à l'initiative privée, et très-certainement vous ne tarderez point à être mis en possession de ressources suffisantes pour vous permettre de faire à tous les membres de cette commission une situation assez brillante pour avoir le droit de ne porter vos suffrages que sur les plus méritants, et pour que, d'autre part, les hommes que vous auriez choisis puissent se vouer entièrement à la défense des intérêts que vous représentez, et ne rien négliger pour assurer leur réélection. Cette réélection serait de droit et aurait lieu, après une certaine période de temps, au scrutin secret : chaque bulletin de vote, ayant ici sa valeur propre, ce serait là, si je ne m'abuse, l'expression la plus vraie, comme la plus haute, du suffrage universel qui se puisse rêver. Et qui vous dit même, Messieurs, que les donateurs, plus certains désormais d'atteindre leur but, ne dirigeraient point alors leurs générosités vers votre caisse, par préférence ?... Pour moi, laissez-moi en rester profondément convaincu, avec nombre de confrères, et vous demander de voter *la prise en considération* de ma proposition.

Au dernier moment, nous apprenons que, sur la proposition d'un membre de la Commission déclarant : « Que, s'il y avait un prix à donner à la Métallothérapie, c'était non à M. Burq, mais bien à M. Charcot qu'il faudrait l'accorder » ; la haute récompense que nous espérions de l'Institut a été décernée, d'*office*, à M. le professeur Charcot pour un volume de Leçons sur le système nerveux, qu'il a publié avec la collaboration de MM. Bourneville et Brissaud !!..

Personne plus que nous ne tient ni ne doit tenir en haute estime l'enseignement d'un des vulgarisateurs les plus autorisés du Burquisme et de divers procédés d'Esthésiogénie que cette découverte a ressuscités ou qui en sont nés. Mais est-ce bien pour des leçons, dont la Faculté se montre fière à juste titre, que feu M. de Montyon institua ses libéralités ?.. Et était-il bien opportun pour M. Charcot lui-même que l'un de ses collègues de l'École vint opposer sa candidature à la nôtre ? A d'autres de répondre. Quant à nous personnellement, il ne nous est permis que de faire une chose : prendre acte que dans cette même Salpêtrière où, dans le temps, Rostan avait encouru les foudres de ses collègues pour avoir osé toucher au Magnétisme animal, maintenant un de ses successeurs peut y parler et agir librement sur cette question, sans rien perdre de ses titres aux suffrages de ses futurs collègues. C'est là surtout le but de cette note , nous tâcherons de faire savoir bientôt pourquoi.

9 782013 692069